スーパーで毎日買う食材だけで美人になる！

前田ゆか

二見書房

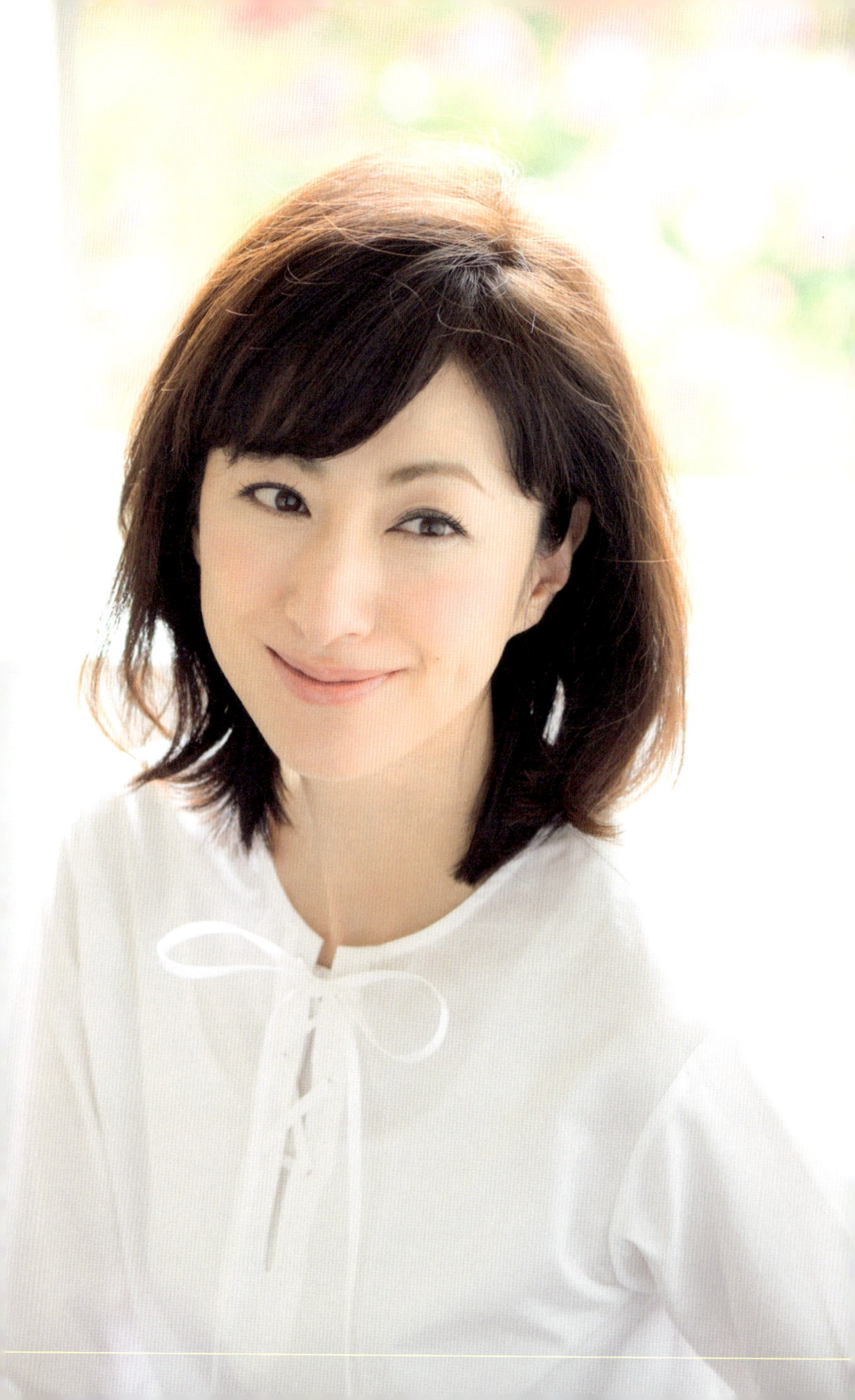

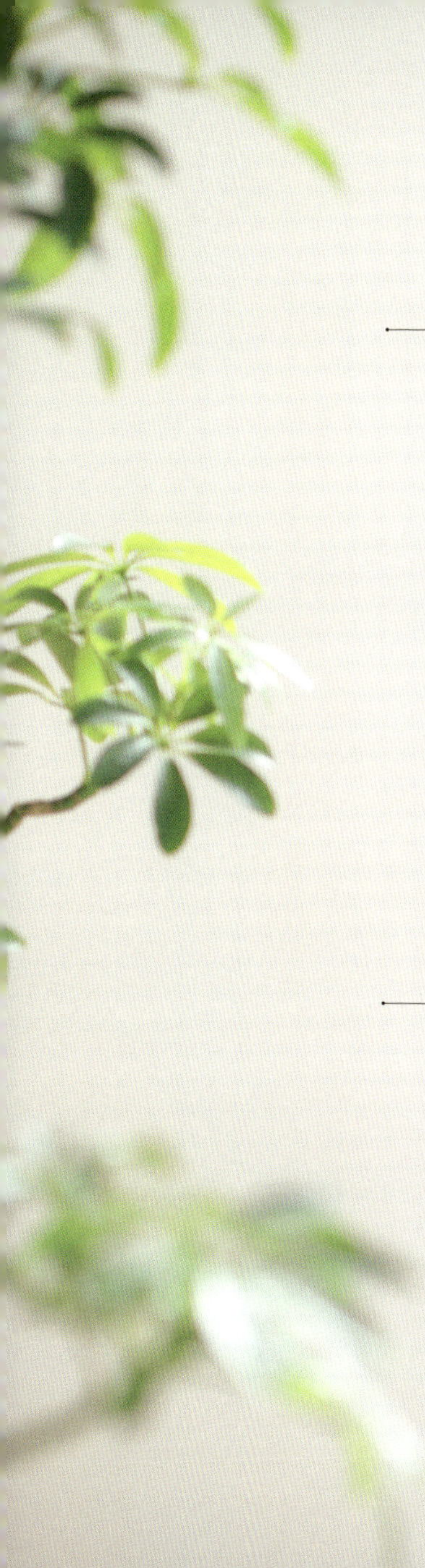

もうすぐ45歳。
でも20代より肌に
自信が持てるようになりました。
それは食生活を変えたからです。

はじめまして、前田ゆかです。

私は、40代向けの女性誌「美ST」「STORY」、そして広告のお仕事を中心に活動しているモデルです。そしてプライベートでは1男1女のお母さんでもあります。

モデルはいつ撮影の声がかかってもいいように、肌も体も常にベストな状態にしておくのも仕事のうち。でも、それはモデルだからじゃなくて、ほとんどの女性が「いつもそうだったらいいのにな」って思うことですよね。

肌がきれいで、体が健康であれば、気分もいい。家事も育児も仕事もはかどります！


20代の頃の私は、ファッションの仕事がほとんどで、ビューティーのお仕事はしたことがありませんでした。

それは肌が〝とびきりきれい〟ではなかったから……。

ところが30代後半に2人目を出産して、アラフォーになってから、ビューティーモデルとして活躍するようになったのです。

自分でも驚いていますが、今の方が昔よりも本当に元気！

20代のほうが肌はきれいなはず。では何がどう変わったのか考えてみると……。

一番の変化は食事でした。若い頃は、ただただ栄養機能食品やビューティサポート食品にばかり走っていました。しかし35歳を過ぎると、日々の食事で美肌と健康を作る大切さを痛感します。ましてや子どもがいるので、機能食品ばかり食べているわけにいきません。とはいえ、毎日オーガニック食品を食べて……なんてことも、もちろん無理！

「地に足のついた感覚の中、できる範囲で美に効き、体にいい食材を食べる」、これが現実だと思いますし、経済的にも続けられません。

本書では、そんな私が、日常の中で見つけてきた、美や健康を保つための食の秘訣をお伝えできればと思いました。ご紹介する食材のほとんどが、スーパーマーケットやコンビニで買えるものばかりです。あわせて、さらにステップアップできる美容食も紹介しています。ここぞというときに試してみてください。

「輝きたい！」と思う気持ちに年齢は関係ありません。「変わりたい！」「きれいになりたい！」と思ったその時、この本を参考に毎日の食材えらびを変えることが、はじめの一歩を踏み出すきっかけになれば嬉しい限りです。

前田ゆか

YUKA's HISTORY

▶1970年熊本県で産まれました。二番目だったせいか赤ちゃんの時の写真があまりになくて……やっと母が見つけた1枚です。私が9ヶ月半の頃の写真です。

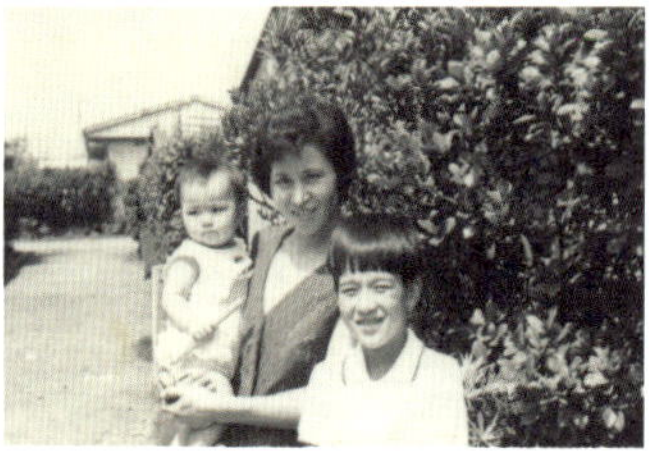

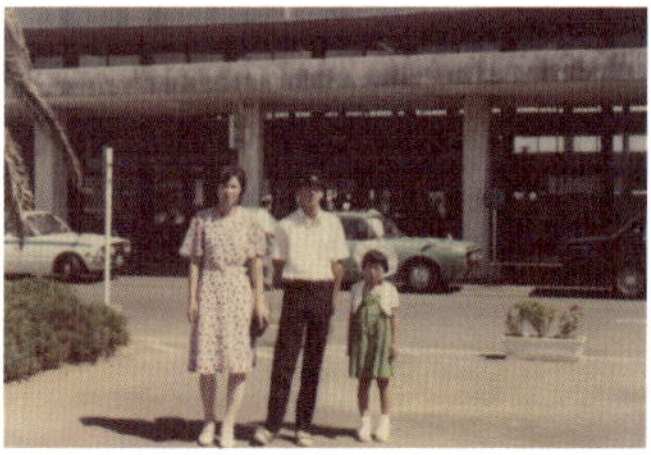

◀小学校1年生の頃、家族で行った宮崎県にて。夏休みはいつも真っ黒に日焼けしていました。まだまだ女の子らしさのかけらもなく、8歳離れた兄と歩いていると「弟？」と聞かれましたね（笑）。

▶小学校4年生のときのピアノの発表会。当時ロングブーツが流行っていて、"最先端" のファッションで参加しました。おしゃれ心が芽生えた頃です。

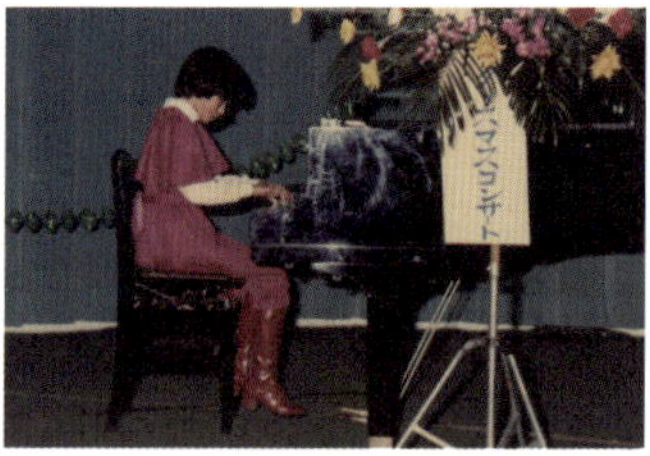

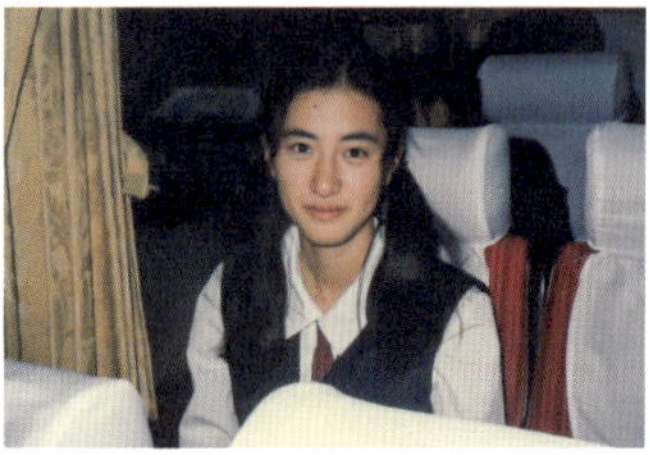

◀高校の修学旅行で。この頃、はじめて東京のモデルオーディションを受けに行きました。"田舎者" に見られたくなくて、背のびしてショッキングピンクの大人っぽい格好で行ったら、所属事務所の社長に「もっと高校生らしい格好をしなさい！」と一喝されたのも、今はいい思い出です。

▶高校卒業後、18歳で東京へ。今井美樹さんに憧れて、短い前髪にロングソバージュ！　そしてこの眉！

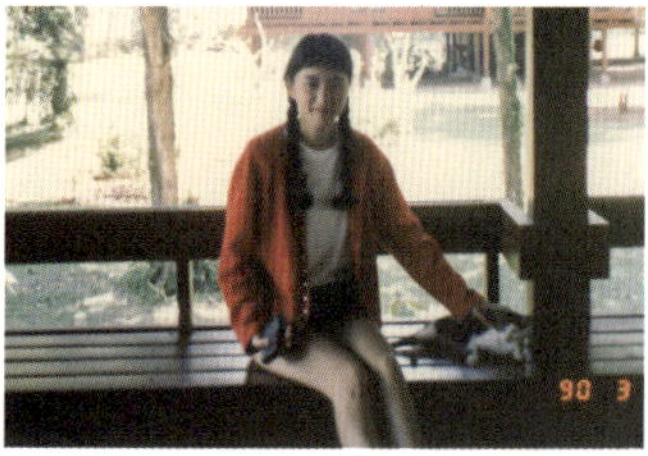

▶22歳で突然の父との別れ。まさか、入院して一週間で亡くなるとは……。悲しみに暮れていましたが、23歳で心機一転！　行ったことのない国で暮らしてみよう！と思い立ち、ロンドンへ。

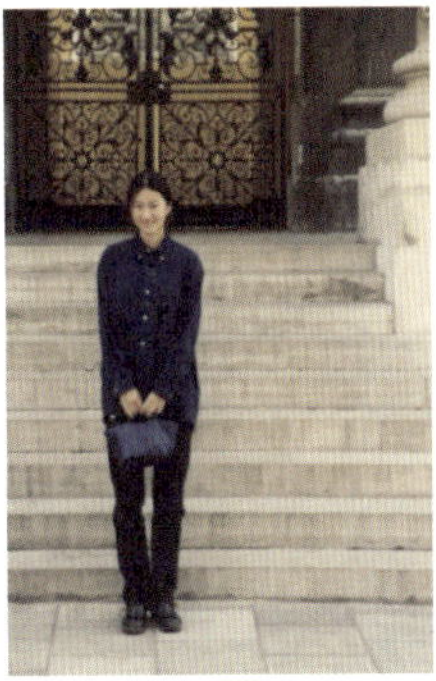

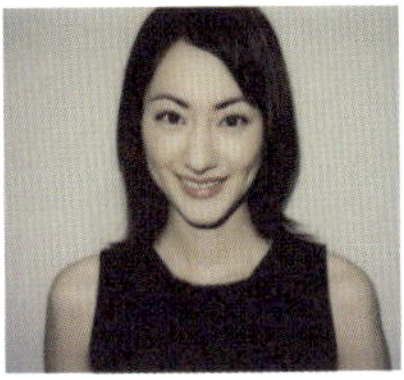

◀28歳。細眉全盛の時代でした（笑）。当時は美白命！　体重管理も今よりストイックで……何事に関しても一直線なだけで、視野が狭かった気がします。この頃から辻クッキングスクールに約2年間、通いました。

▶29歳で結婚。彼の故郷・長崎で式を挙げました。仕事は続け、“共働き”で頑張ろうと決心しました。

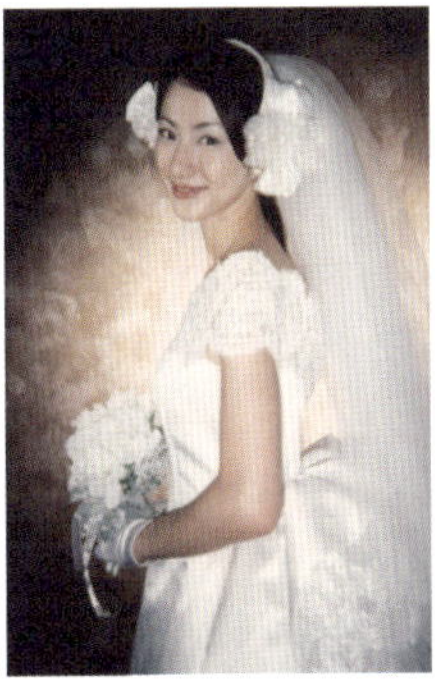

▼結婚して2年目。仕事が多忙で体を壊し、自分の将来を真剣に考えるようになりました。健康のこともきちんと考えて仕事を減らし、体調を整え、気持ちに余裕を持って過ごそうと心がけた矢先に妊娠！　32歳で長男を出産しました。

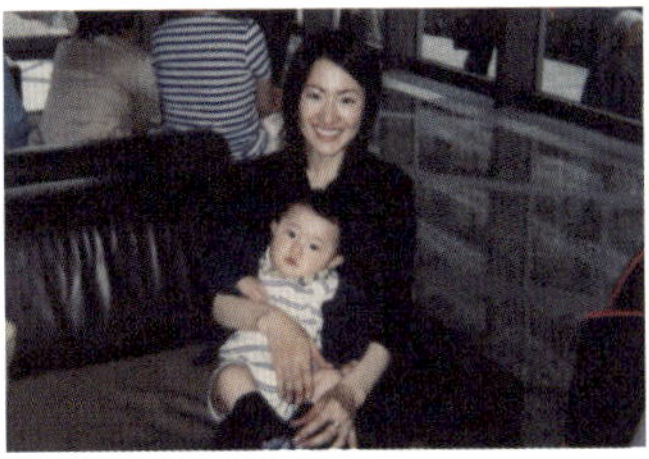

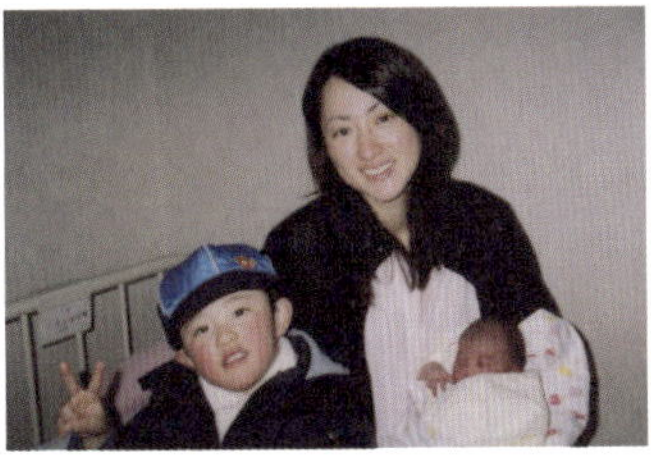

▲37歳で長女を出産。家族が増えてにぎやかに（^^）このときが人生で一番太っていました！　娘が1歳になった頃から仕事に復帰。

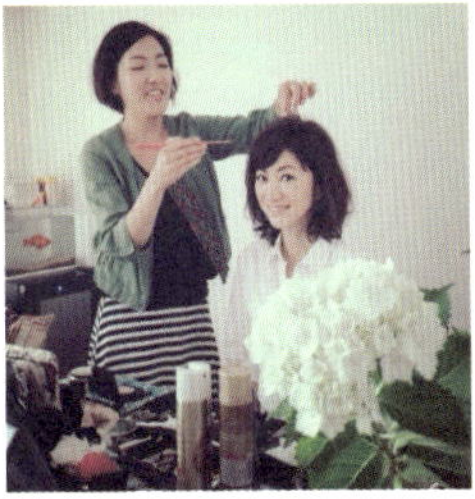

◀現在の私。本書の写真を撮影中。

誰もが美人になれる！本書を有効活用するための5か条

1 効果が出やすいものから試して、モチベーションアップ！

誰だって、すぐに〝効果〟を感じたいものです。そして効果を感じれば、次へのやる気につながります。まずは数時間後～翌朝に、効果を感じられるアーモンド、甘酒、ブルーベリー、ヨーグルト、しょうが、マヌカハニー、ココナッツオイル、玄米などを生活に取り入れてみてください。どれも身近で手に入りやすい食材ばかりです。必ず疲労回復、食べすぎ防止、便秘改善などの効果をすぐに実感することができますよ。

2 〝食べ方〟を取り入れてみる

朝起きたらまず白湯を飲む、食事やおやつの前にアーモンドや豆乳を摂る、生野菜を最初に食べておなかを酵素で満たす……さまざまなページに出てくるマエユカ式の食べ方をどれか1つでもいいので、今の生活に取り入れてみてください。これは血糖値を急激に上げない、食べすぎ防止、消化を上げる効果があります。

3 原材料を見て、錆びる素をできるだけ避ける

あなたを確実に老化や酸化へと導く、糖類や人工甘味料（急激に血糖値が上がって太りやすくなるもの）、化学調味料、トランス脂肪酸系の油脂（マーガリンやショートニング）などはできるだけ避けること。ただ、今の世の中で100％避けることはできません。でも、買う前に原材料表を見るようにするだけでも、気にしなかった時代よりも摂取量を確実に減らすことができますよ。

4 朝ごはんを食べましょう！

1条&2条を3日実践するだけで、体が軽くなったのを感じることができるはずです。体や肌の変化を感じてきたら、次は朝ごはんに挑戦！　美人で朝ごはんを食べないという人は、いません（キッパリ）！　朝ごはんを食べないと基礎代謝が下がり、やせにくい体質に。また、体が飢餓感を覚え、昼ごはんの栄養を過剰に吸収してしまいます。酵素やヨーグルト、甘酒でかまいません。朝、おなかに入れるように習慣づけを。

5 〝ばっかり食べ〟はNG

〝パーフェクトフード〟〝完全栄養食〟と言われる食材でも、そればかりを食べていては、効果はありません。食とは、バランスよく、さまざまなものを食べることが大切。基本の食事ができたうえで、本書の〝美人フード〟をプラスしていきましょう！

そしてときには、大好きなスイーツやハンバーガーを食べて息抜きを！

はじめに 004
誰もが美人になれる！ 本書を有効活用するための五箇条 008

第1章 「美しさ」のために、日ごろから食べるように心がけている食材

殻付きアーモンドは天然の美容サプリメント 014
トマトは美白の王様 夜に食べれば、紫外線撃退！ 016
肌のくすみを取る！ 白湯は魔法の飲み物 020
ブルーベリーはアメリカの農水省も認める、Aランクの抗酸化作用 024
赤玉ねぎで腸内デトックス 肌くすみを解消！ 025
いちじくで女性特有の不調を〝なかったこと〟に！ 027
1日1杯、赤ワイン 美肌と健康の敵を撃退！ 029
── COLUMN #1 私の24時間 食スケジュール ── 023
ハイスペックの美肌パワーを持つ、かぼちゃは有能野菜 036
アボカドを週3回食べて、女性ホルモンの分泌アップ！ 038
化粧品にも使われる〝あの〟美容成分が牛すじにたっぷり入っている！ 042
白髪にジワジワ すりごまは効果あり！ 045
美と健康を支える、驚異の赤味噌パワー 048
素肌美人を作る、〝本物のだし〟生活 052
代謝が落ちる30代からこそ蕎麦！ こまめに摂りたい〝完全食〟 054
ヨーグルトは食べ方次第で、美と健康をアップデート！ 056
ミネラル豊富な甜菜糖は冷えにも効果あり 060
老化が気になる40代にとってアサイーは強～い味方 064

第2章

美容効果は別腹！美を追加チャージする食材たち

美容を気にするなら、しょうゆは〝生〟が鉄則です　066
プルーンで鉄分を補給し、輝くヘルシー美女に！　068
肌荒れ&オイリー肌の人は、納豆をこまめに食べて　070
良質なオイルを1日1さじ　1週間続ければ、うる肌実感！　072
白米、ときどき玄米　076
1日大さじ1杯の酢で、内臓脂肪を減らす！　080
〝本物〟のみりん　使っていますか？　082
富士山からの贈り物♪　天然のスペシャルウォーター　084
あのにおいに負けないで！　パクチーは抜群のデトックス&アンチエイジング食材　086
ほうじ茶の香りでストレスをリセット　088
—— COLUMN #2　短期決戦　マエユカ式ダイエットプログラム、伝授します！ ——　090
甘酒は日本が誇るべき、パーフェクト美容ドリンク！　094
エイジレス美女は、サーモンを週2で食べる！　099
豆乳でホルモンバランスを整え、大人ニキビを撃退　102
朝酵素2年目。末端冷え性改善、進行中！　106
ハリウッドセレブたちを虜にする、スーパー美容食材・キアヌ　112
何も考えずに選ばないで！　その栄養バーで本当に大丈夫？　114
そのまま食べてもおいしい！　ココナッツオイルは〝やせるオイル〟　117
疲れが吹き飛ぶ！　ローヤルゼリーは究極のパワーフード　120
甘いものや脂っこいものを食べたい日、ダイエットサポート飲料は強〜い味方　122

第3章

お手軽&手抜きフードも、美容効果を忘れずに!

はちみつの王様・マヌカハニー　すごい抗菌力で風邪をブロック　124
チアシードを1日大さじ1杯で1日分の美容成分をカバー　129
乳酸菌飲料でインフルエンザを予防! ついでに便秘解消と美肌に♪　131
女心をくすぐるバラ色ソルトで、ミネラル補給!　134
牛乳より、豆乳より低カロリー! コレステロール0のアーモンドミルク　136
疲労回復、美肌に整腸作用……紫蘇で効能豊富な万能ジュースを作る　140
私がいちばん摂りたい海藻は〝あおさ〟!　142
—— COLUMN #3　ジャンクなものを食べてしまったときは、デトックス食事法でリセット ——　144

市販のおつまみ「つぶ貝」で、亜鉛を簡単&手軽にチャージ!　148
たとえインスタントラーメンでも、美容にいいものを選びます!　152
おやつもヘルシー! ストレスフリー　154
美人食材・野沢菜の塩漬けがぎっしり! 無添加なのもうれしい中華まん　157
青魚の缶詰は35歳以上の〝枯れ肌〟に効果あり!　160
リスクのない〝本物の野菜ジュース〟で、健康を手に入れる!　163
美肌に欠かせない〝いい排泄〟をグラノーラでコントロール!　165
梅干し1日1個で、美肌と疲れ知らずに　169
—— COLUMN #4　翌朝には効果実感! サムゲタン　韓国パワーたっぷりの滋養スープ ——　170

おわりに　174
SHOPリスト　172

本書の内容は2015年6月中旬現在の情報です。

第1章

「美しさ」のために、日ごろから食べるように心がけている食材

殻付きアーモンドは天然の美容サプリメント

それまでの私、アーモンドというと油分が多く、食べるとニキビができる〝美容の天敵〟と思っていましたが、とんでもない！

抗酸化力の高いビタミンEをたっぷり含み、食物繊維はゴボウの2倍、さつまいもの4倍！

アンチエイジング成分であるミネラルは、ミネラルウォーター（硬水）級に豊富。しかも心配していたアーモンドの油分は、実は美肌効果のあるオレイン酸。肌のツヤやハリが失われはじめる30代以上の女性にとっては、積極的に摂りたい油分だったのです。

より美味しくアーモンドを食べるためには、殻のままローストされて風味や香ばしさが保たれている、〝殻付き〟を選ぶのがポイント。

しかし体に良いからと言って食べすぎは禁物。

1日約10粒が適正量です。

そのまま食べることもあれば、刻んでサラダやヨーグルトに散らしたり、スムージーに入れたりしてこまめに摂取するようにしています。

Recipe **1**

パクチー風味の
アーモンドマカロニサラダの作り方

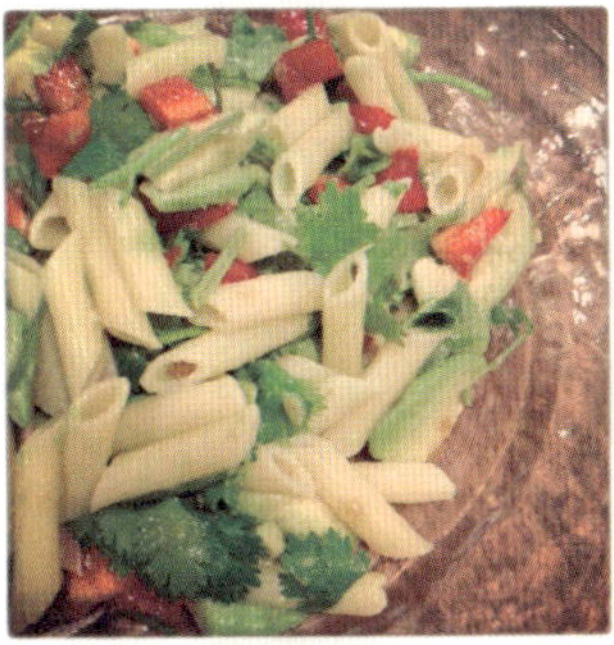

サラダ用マカロニに、塩もみしたにんじんの千切りときゅうりの輪切り、ハム、コーン（缶詰）、刻んだアーモンドを混ぜる。私は「パクチードレッシング」（アライドコーポレーション）をかけますが、ない場合はパクチーと塩・胡椒・オリーブオイルで味付けします。

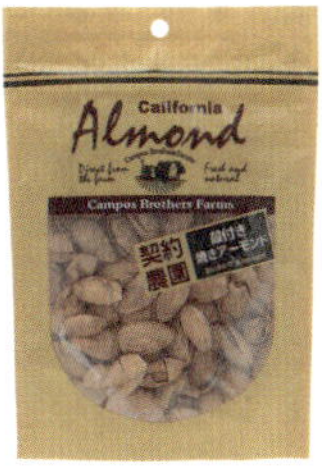

殻付き焼きアーモンド

食品添加物も油も不使用。

オープン価格（130g）／デルタインターナショナル

トマトは美白の王様
夜に食べれば、紫外線撃退！

紫外線は、3月頃から強くなりはじめ、5〜6月にはピークを迎えます。

中でもUV-A波は、肌の奥深くまで浸透し、肌のハリを保つコラーゲンなどを傷つけ、シワやたるみを進行させる恐ろしいもの！

私のUV対策は、〝塗るケア〟はもちろんですが、トマトを食べて、内側からもしっかりやっています。

なぜならトマトに含まれるリコピンという成分に、コラーゲンの分解をガード、さらに生成を促す作用があるからです。

トマトを食べたあと6〜8時間かけて、リコピンは肌細胞に到達するので、夜に食べておくと、翌朝効果を発揮。

また、リコピンは油に溶ける性質を持っているため、オイル料理に使うと吸収率がアップ！　火にかけると破壊されてしまう栄養素が多い中、これはうれしいですね！

春から夏にかけては、トマトソースのパスタにスープ、ラタトゥイユ……〝リコピンづくし〟の食卓になる我が家です（笑）。

そういえば、妊娠中、なぜかトマトばかりを食べていた時期がありました。あのさっぱりとした後味が、つわりを軽減してくれて、とにかく毎日食べていたんです。そのせいかな、子どもたちは２人とも、トマトが大好きなんです!!

Recipe **2**

オリジナル生搾りトマトジュースの作り方

トマト、りんご、小松菜、キウイ、にんじん、セロリをブレンド！　トマトのパワーに、りんごをプラスしてさらに抗酸化作用をアップ！　大人味のジュースですよ。私は低速回転ジューサー「イキイキ酵素くん」（110ページ参照）を使っています。スムージーは水を入れて薄めますが、低速ジューサーは食物酵素を生きたまま身体に取り入れることができるんです！

YUKA's COMMENT

完熟トマトほど、リコピンを多く含みます。選ぶときは、"若いトマト"ではなく完熟を選んで。

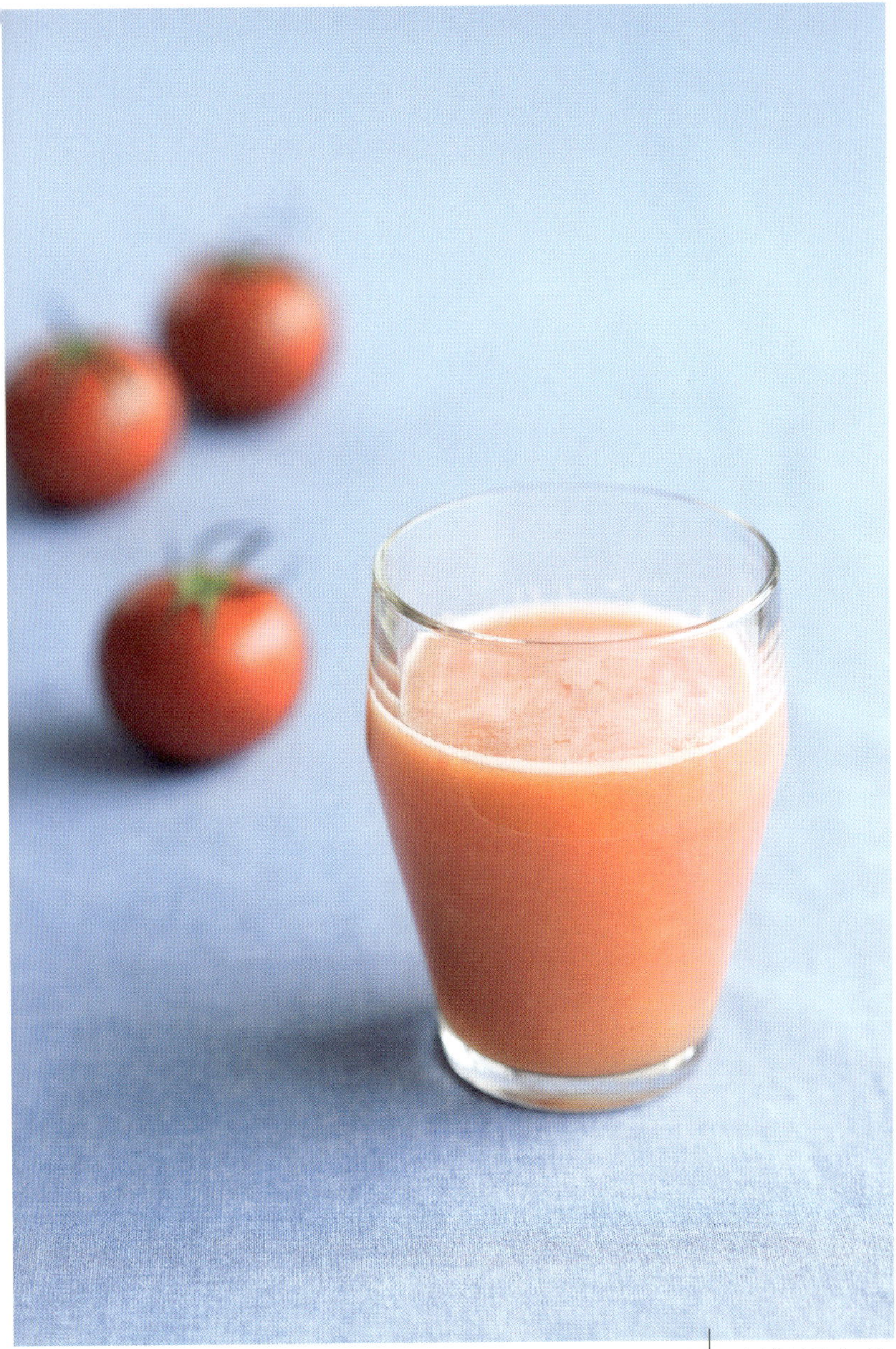

Recipe **2** | レシピは017ページ

野菜と果物の力をギュッと搾った

ジョンマスターオーガニック トーキョー コールドプレスジュース パワーチャージ

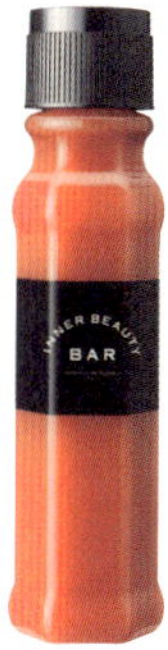

「ジョンマスターオーガニック トーキョー」にある、「インナービューティーバー」で購入可能。コールドプレスジュースは、野菜や果物を低速のミキサーで、ゆっくりと圧縮。通常の高速ジューサーとは異なり、酵素やビタミンC、Bなどを壊さず、素材が持つ栄養を丸ごと摂取することができます。さまざまなブレンドがありますが、私はトマトが使われた、この「パワーチャージ」がいちばん好き！　1,000円（税別）（200ml）／ジョンマスターオーガニック トーキョー

気軽に手軽にトマトのパワーをチャージ

熟トマト

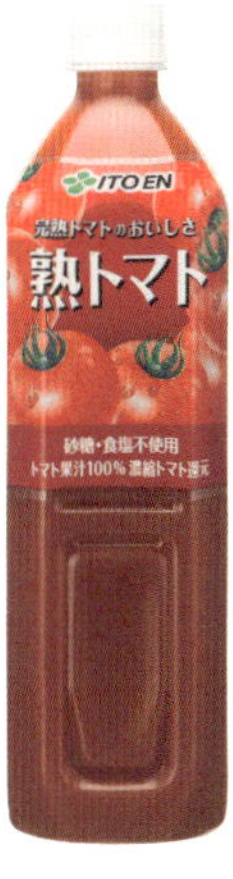

砂糖、食塩不使用のトマト100％ジュース。時間がないときは、やはりジュースが便利。これは本当にトマトの味しかしません！　お風呂上がりに、200ml チャージして翌日に備えます。
340 円（税別）（900g）／伊藤園

肌のくすみを取る！
白湯は魔法の飲み物

最近ではコンビニでも販売が始まった白湯。

私も白湯ライフ、始めています。

朝、沸かしたてをステンレスのボトルに入れ、持ち歩いていますよ。

正直、半信半疑でしたが、3日目に変化を感じ、1週間後には〝効果〟が！

朝起きたての肌のうるおいが違う！　顔色がワントーン明るくなっている！

そして便通も良くなりました。

「半分に煮詰めた白湯は便秘薬、4分の1に煮詰めた白湯は万能薬」という言葉も、今は本当だと信じられます。

水のクラスター（結晶）というのは、煮詰めるほど小さくなります。そして、クラスターが小さければ小さいほど、体への吸収が良くなる。白湯は体の内側から染み渡っていくんですね。そのため、肌にうるおいを与えてくれるし、粘着性の高い毒素をしっかり溶かし、排出してくれるのです。

ただし飲みすぎには注意！　1日あたり800ミリリットル～1リットルを目安に飲みます。一気に飲まず、1回につき100～150ミリリットルを5～6回に分けて飲むのがポイント。

私は、ダイエットのため食事前に1杯、代謝改善のために入浴前に1杯が習慣。

白湯は毒素がたまっているほど、おいしく感じられません。そこであきらめず、「甘く感じる」まで続けてみて。そうなれば白湯の効果でデトックスされてきた証拠です。

Recipe **3**

白湯の作り方

水道水でOK!（浄水でももちろん可）　日本の水はほぼ軟水。軟水は体への吸収が優れています。

1　やかんや鍋などに水を入れ、強火にかける。

2　沸騰したら、ふたを開けたまま、ぷくぷくと小さな泡が出るくらいの火加減まで落とし、水量が半量～4分の1の量になるまで煮詰める。

3　適温になるまで冷まして飲む。

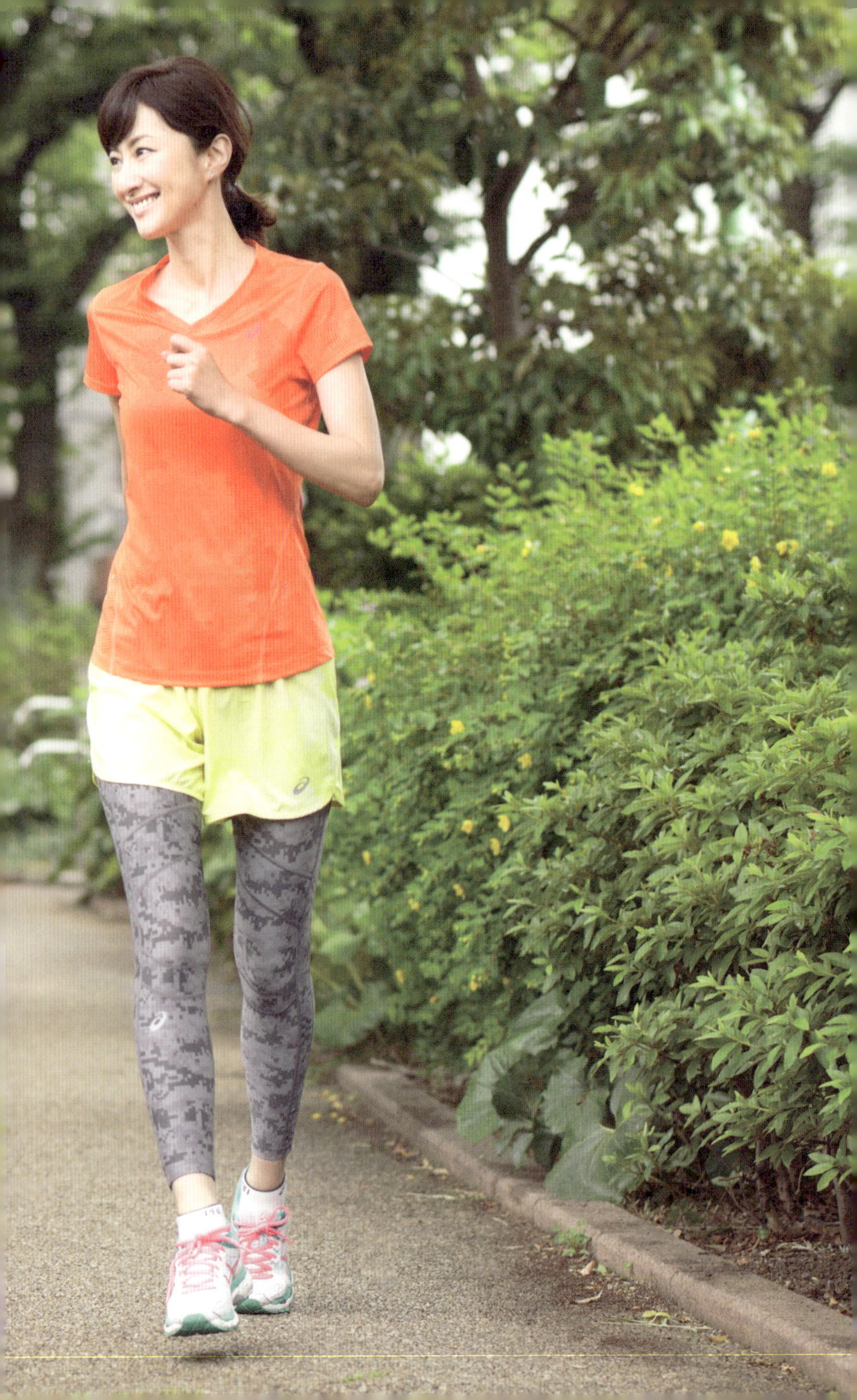

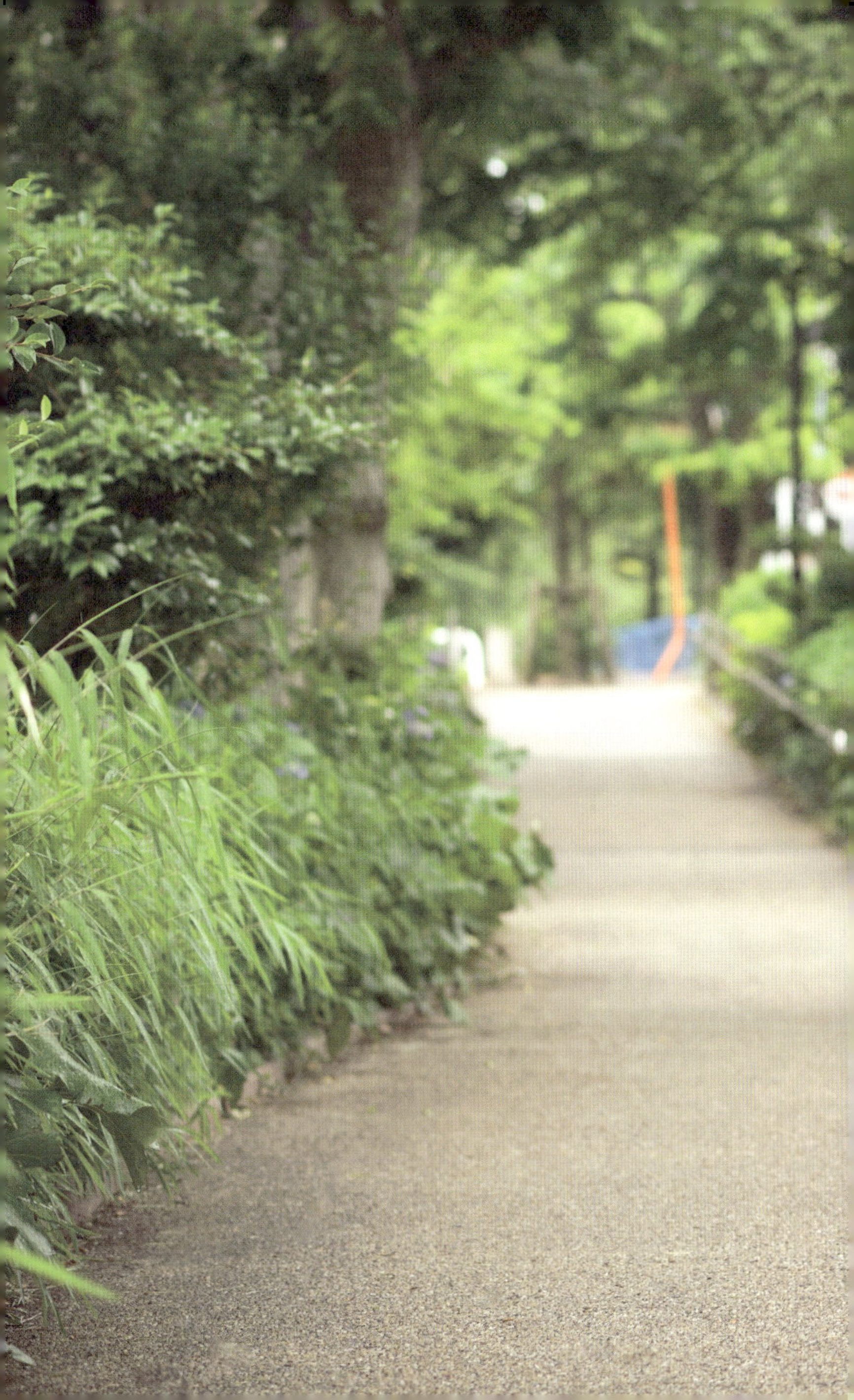

ブルーベリーはアメリカの農水省も認める、Aランクの抗酸化作用

ベリー類は、ビタミン豊富で、美容にいい成分がいっぱい！　女性の味方のフルーツです。でも、いちごは旬が短く、ラズベリーは日本では取り扱いのあるスーパーはごくわずか……。そんな中、手に入れやすいのがブルーベリー。冷凍のものであれば長期保存もでき、一年中コンビニでも買うことができます。

ブルーベリーには、強い抗酸化作用があるアントシアニンが含まれているうえ、ポリフェノール、ビタミンC、Eも豊富。だから肌の酸化を防ぐだけでなく、細胞に必要なビタミン類が肌に栄養を与えてくれるんですよ。

旬の夏には生のブルーベリーを食べますが、それ以外は、アイス代わりに冷凍ブルーベリーをつまんだり♪　グラスに冷凍ブルーベリーを入れ、甘酒を注いだデザートは、私の夏の定番。おいしいうえに、アミノ酸とミネラルたっぷりで元気が出ますよ！

赤玉ねぎで腸内デトックス　肌くすみを解消！

赤玉ねぎは、整腸作用のあるオリゴ糖が普通の玉ねぎの約2倍！　腸内でビフィズス菌を活性化させてくれるので、便秘解消にとてもいいんです。

何しろ便秘は、肌くすみの大きな要因！　日々、解消しておくことが大切です。

実は、玉ねぎが美にいいと知っていながらも、モノによっては辛くて量を食べられない……。とはいえ、辛さを取るために加熱してしまっては、ビタミンが破壊されてしまう。そんなとき、教えてもらったのが赤玉ねぎだったんです。糖度が高いから、甘い！　いくらでも食べられるし、辛い玉ねぎを食べたときのような〝胃が荒れた感じ〟がまったくしないんです☆

それにあの赤い色は、ブルーベリー同様、アントシアニンが含まれている証拠。アンチエイジング効果も期待できちゃうんです♪

Recipe 4

たこと赤たまねぎの
パワーマリネの作り方

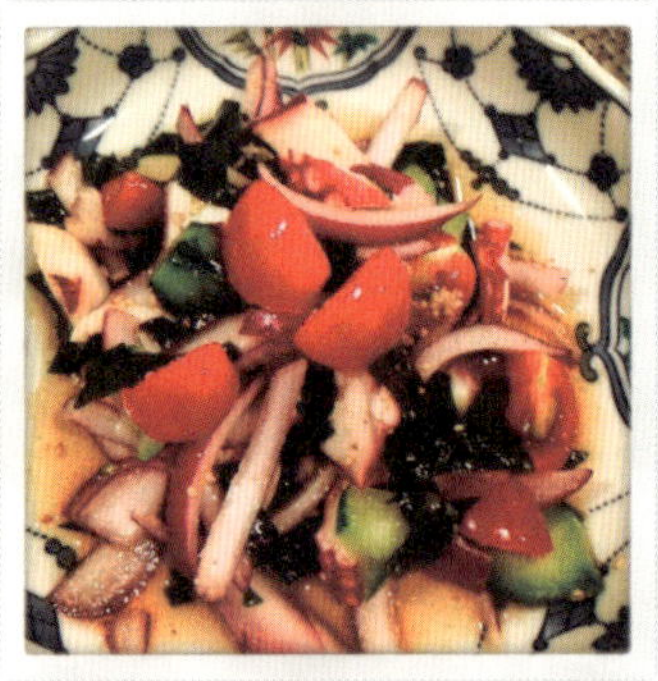

水につけ、辛味を取った赤たまねぎのスライス、塩もみしたきゅうり、ぶつ切りにしたゆでだこ、プチトマト、わかめを、オリーブオイル、レモン汁、クレイジーソルト（または塩）で和え、冷蔵庫で30分～1時間ほど冷やす。

いちじくで女性特有の不調を〝なかったこと〟に！

私がいちじくを食べるいちばんの理由は、〝鉄分補給〟のため。

今、20〜40代の女性の3人に1人は鉄分不足と言われています。

女性は生理があるので、鉄分不足になるのも無理はありません。

鉄分が不足すると、疲れやすくなったり、果ては貧血を起こしてしまいます。

いちじくは、生よりもドライの方が、鉄分はもちろん、カルシウムなどほかの栄養素がたっぷりあるので、私はドライを常備。

また、ビタミンCと結びつくと吸収されやすいので、おやつにハイビスカスティーと一緒にいただいています♪

ただし、お茶やコーヒーに含まれるタンニンは、体内に鉄分を吸収しにくくするので、要注意です！

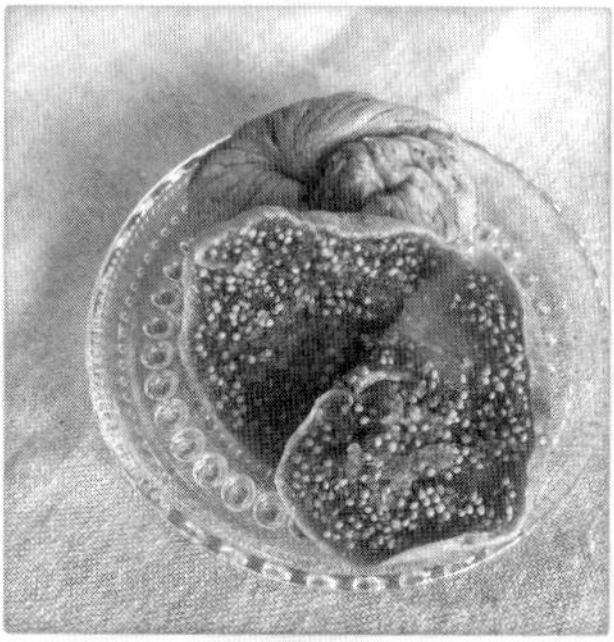

有機フィグ／いちじく

モノによっては、カピカピに乾燥してしまっていておいしくないドライいちじくですが、ここのは肉厚でねっとり！1粒でかなりの満腹感を得られます。

1日1杯、赤ワイン
美肌と健康の敵を撃退！

ぶどうの皮に含まれる成分、ポリフェノール。

赤ワインはぶどうの皮ごと使用して作るので、当然、ポリフェノールがぎっしり含まれています！

このポリフェノール、呼吸によって取りこまれた〝活性酸素〟を除去してくれる働きがあるんです。

活性酸素は肌が老化する原因とも言われる、にっくき相手。

紫外線や喫煙、ストレスなどで増えるので、楽しくヘルシーなワインタイムで撃退してやりましょう！

とはいえ、ワインはアルコールですから、飲みすぎは禁物。

1日あたりワイングラス1〜2杯がベストです。

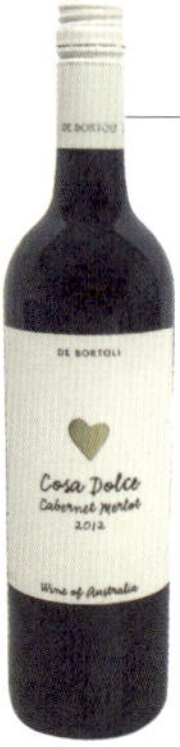

コーサ ドルチェ カベルネ／メルロー

常温で飲む赤ワインはごまかしが効かないのが難しいところ。でもこのワインは可愛いエチケットに引かれて買ったら、想像以上に豊かなベリーで、まとまった味わいでした（^^） ミントにチョコも加わったようなアロマの、オーストラリア産ミディアムワイン。西友のみで販売されているスペシャルワインです。780円（税別）（750ml）／西友

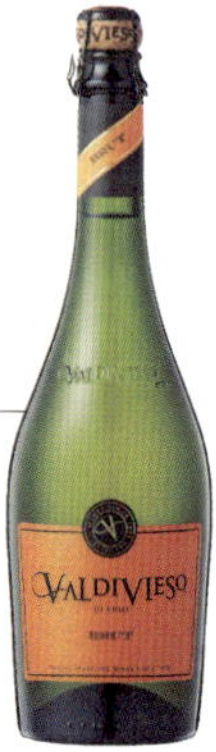

バルディビエソ ブリュット

チリ最古のスパークリングメーカーが作るフレッシュで生き生きとした泡。希望小売価格1,100円（税別）（750ml）／モトックス

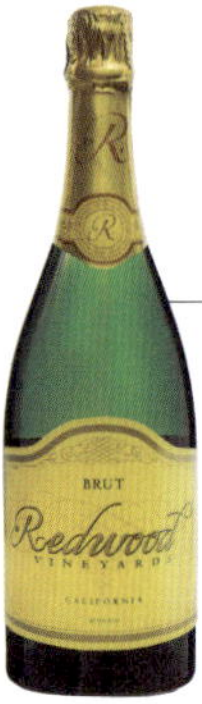

レッドウッド スパークリング ブリュット

1,000円以下には思えないスッキリとした味わい。リンゴやキウイのアロマがとてもさわやか。販売店舗：カルディコーヒーファーム

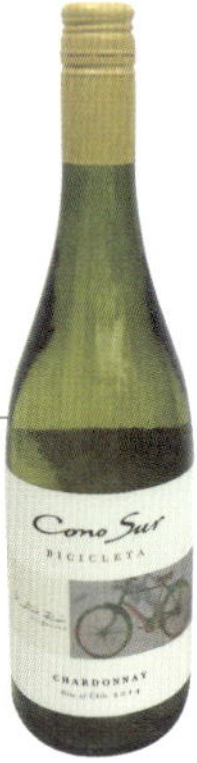

コノスル シャルドネ ヴァラエタル

西友では1,000円以下で買えるチリワイン。味が濃く香り豊か。760円（税別）（750ml）／西友

お気に入り普段飲みワイン

2,000円以下で買える安くて美味しいワイン

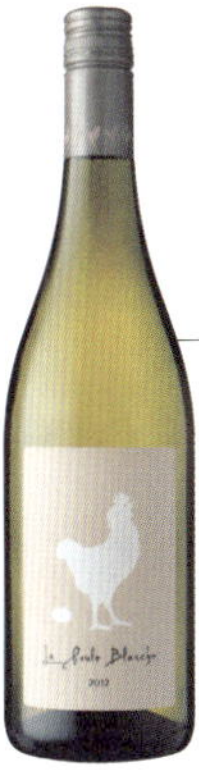

ラ・プール・ブランシュ

幸せを呼ぶニワトリのエチケット。お手頃価格で美味しいワインが多いフランスのラングドック・ルーション地方産。問い合わせ先：マルカイコーポレーション　ワイン課

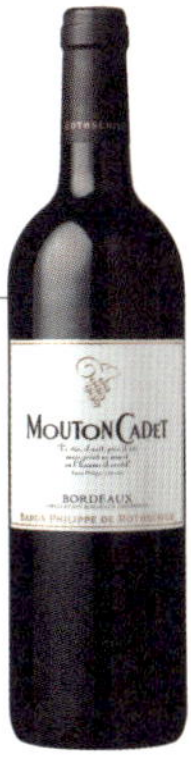

ムートン・カデ・ルージュ 2012

ボルドーの五大シャトー、ムートンを所有するバロン・フィリップ・ド・ロスチャイルドが造っています。1,600円（税別）（750ml）／エノテカ

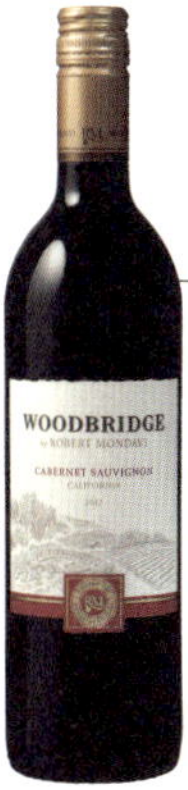

ウッドブリッジ カルベネ・ソーヴィニヨン

カリフォルニアワインの父、ロバート・モンダヴィのワイン。問い合わせ先：メルシャン

COLUMN #1

私の24時間 食事スケジュール

本書で紹介した〝美食材〟を、いつ、どんなタイミングで食べているかをご紹介。食材によっては、この食べるタイミングによって、よりパワフルな効果を得ることができるので、ぜひ参考にしてください。

6:00

【起床】まず白湯（20ページ）を沸かして飲むか、急いでいるときはウォーターサーバーの水を温水でいただきます。そして朝食の準備をしながら、ほうじ茶を飲みます。とにかく朝、冷え切った＆寝ている間に水分を失った体に、温かい飲み物をチャージ。内臓を温め、代謝アップを狙います。

6:30

【子供たち起床】

7:00

【家族で朝食】このとき、子どもたちがヤクルト400（133ページ）を飲むので、私も一緒に飲みます。乳酸菌が〝生きて腸まで届くよう〟、食事の前に飲むのがポイント！

子どもたちの朝ごはんは和食のことがほとんど。ごはんに焼き鮭（44ページ）、赤味噌のお味噌汁（48ページ）ということが多いかな。私も時間があるときは一緒にいただきます。でもたいてい後片付けや仕事に行く準備に追われ、食べられません（笑）。

YUKA's COMMENT

朝はゆっくり食べている時間がほとんどないので、“飲み物”で美容チャージ＆満腹感を得るようにしています。

8:00

【子どもたち登校】子どもたちが出かけて、ひと段落！

豆乳（100ページ）や酵素ジュース（106ページ）を飲んだあと、ここで初めて固形物を食べます。納豆チーズひじきトースト（69ページ）、ビューティーバー（116ページ）、ヨーグルト（56ページ）、グラノーラ（163ページ）、アサイー（64ページ）などを食べることが多いですね。

9:00~16:00

【仕事】途中、ランチタイムがありますが、仕事によっては15時過ぎに食べることも……。でもこのときばかりは好きなものをいただいています！　そのかわり、撮影帰りはできるだけ歩いて、ランチのカロリーを消費！

17:00~18:00

【帰宅】子どもたちもちょうど帰ってくるので、帰宅と同時に夕食の準備スタート。

19:00

【夕食】たとえば疲れている日は、豚のしょうが焼きにらっきょう、ピクルス（81ページ）と疲労回復効果の高いものを食卓に並べます。これにあおさのお味噌汁、ごはんをプラス。

ワイン（30ページ）は大好きですが、平日は仕事があるので飲みません。翌日、仕事がないときにだけ飲むようにしています。飲んじゃうと、顔がむくむんです～（涙）！

20:00

【子どもたちお風呂】この間に、夕食の後片付けや明日の準備を済ませます。

21:00

【子どもたち就寝・自分のバスタイム】日々は娘と一緒に入りますからカラスの行水に近いですが、10分はお湯につかるように心がけています！　週末一人で入る時は、約1時間半は半身浴して、バタ足やストレッチ。ストレス解消にも繋がっています。

22:00~22:30

【就寝】撮影は朝が早いことも多いので、大体毎日、この時間には寝るようにしています。それに成長ホルモンによる肌の新陳代謝が行われるのは22～2時の間（諸説あり）。だから、夜はできる限り、早く寝るようにしています。そうそう、あまりに疲れている日は、寝る前に甘酒（96ページ）を1杯飲んでから寝ますよ。

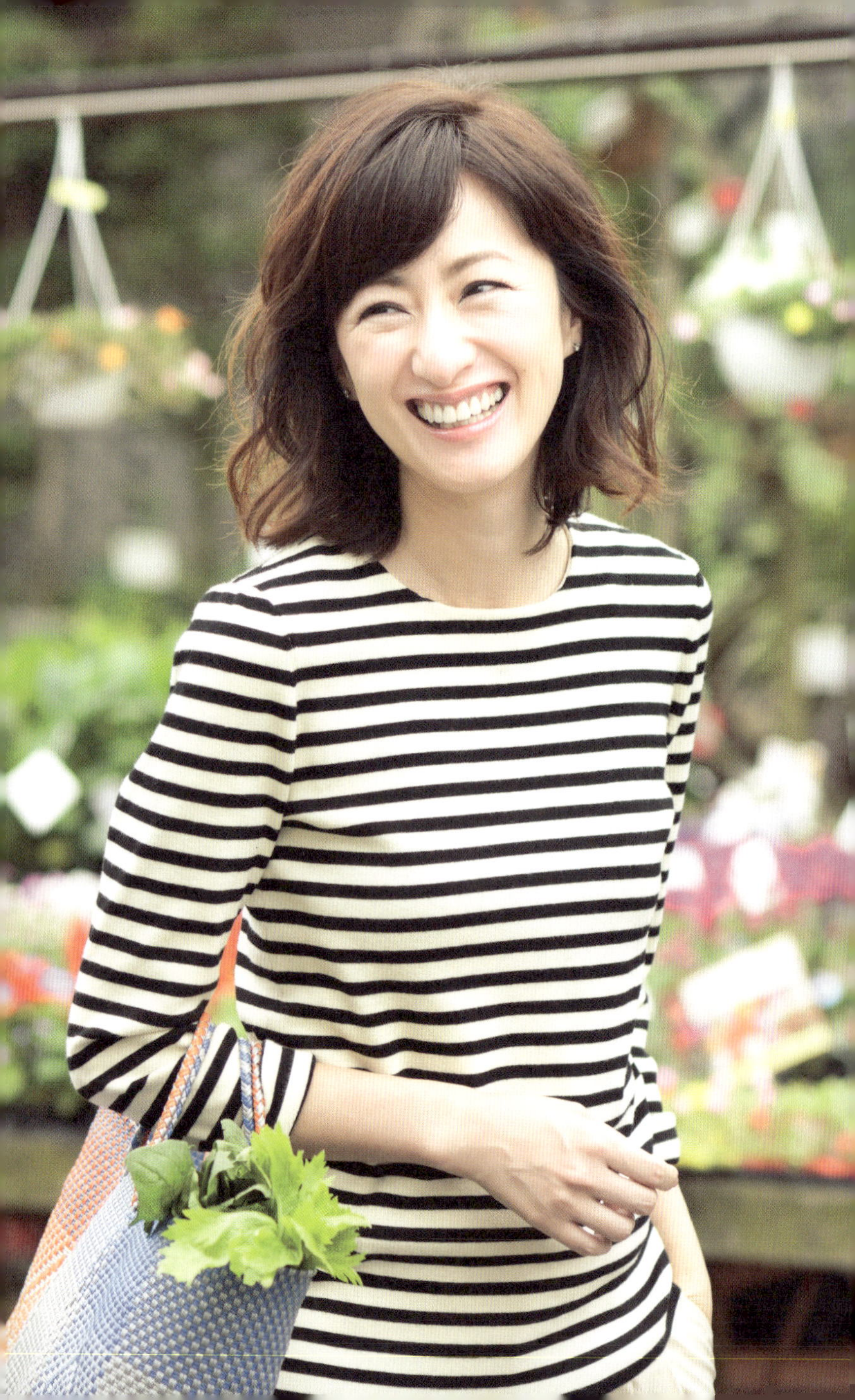

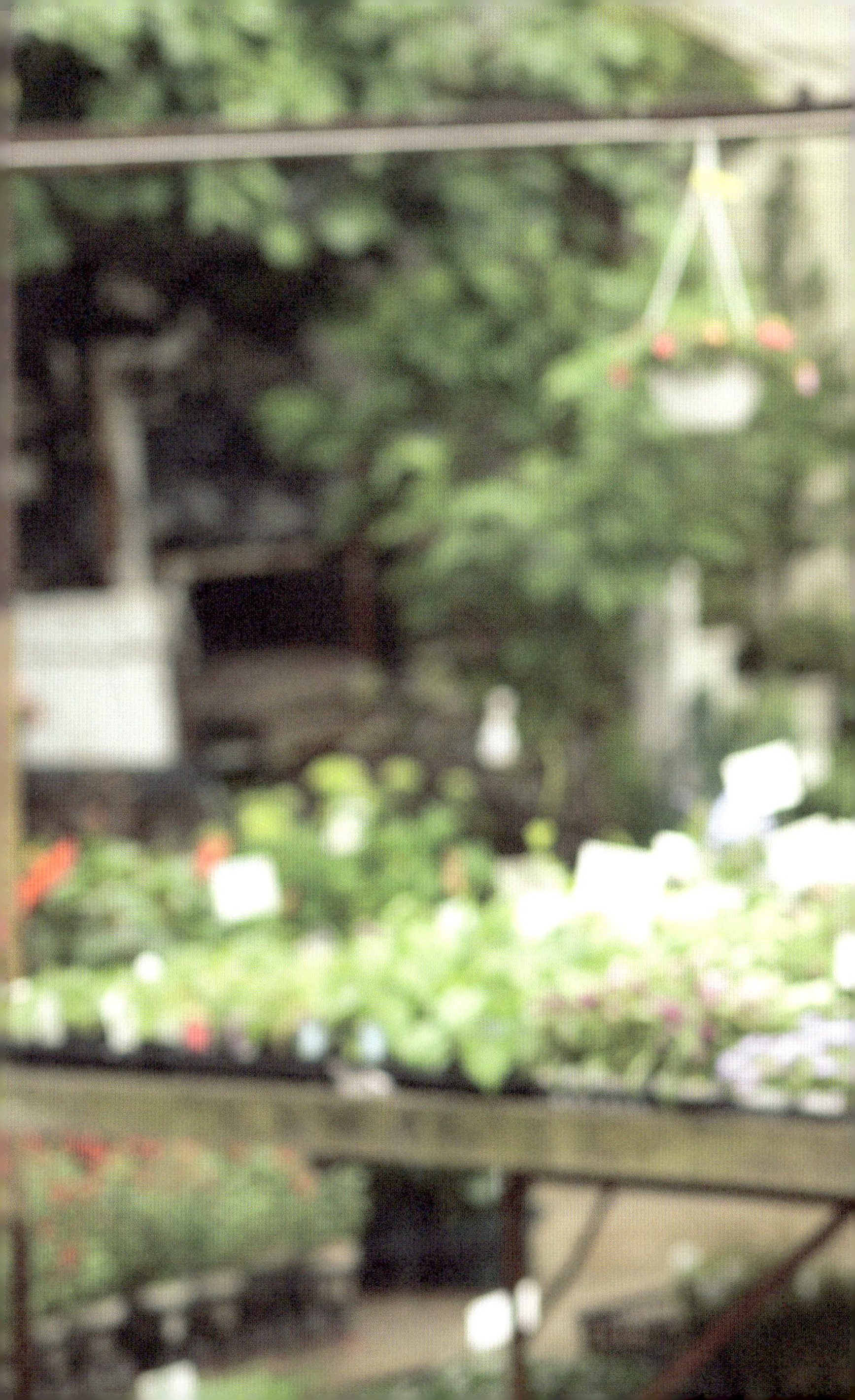

ハイスペックの美肌パワーを持つ、かぼちゃは有能野菜

抗酸化作用が強く、若返りに欠かせないカロテン、肌粘膜の健康をキープしてくれるビタミンC、肌のバリア機能を高めてくれるビタミンE。

かぼちゃにはこれら美肌に欠かせない栄養素がたっぷり含まれています！

そのカロテン&ビタミンが、いちばん含まれているのが〝皮と種〟。中でも、種のカロテン量は果肉の5倍以上。

私は、美肌効果を最大限に摂りたいので、どんな料理のときもなるべく皮をつけたまま調理しています。

かぼちゃは害虫に強く、農薬があまり残留しない野菜ですが、念のため、皮を塩でもみ洗いしてから使いますよ。

コロッケやサラダなど作りますが、その際は、必ずアーモンドを入れて、さらにエ

イジング効果を高めています♪
そしておすすめなのが、〝焼きかぼちゃ〟。焼きいも同様、オーブントースターで焼くだけですが、カロリーは焼きいもより30％減。でも、満足度は同じです。
ただ、かぼちゃは糖質が多いので、夜いただくときは、ごはんを控えます。

Recipe **5**

かぼちゃの美肌味噌汁の作り方

味噌汁の具に、かぼちゃ、かぶ、ねぎ、お豆腐を使います。美肌にいいことはもちろん、食物繊維も取れ、体を温める食材ばかりなので、朝の１杯におすすめです。

かぼちゃの種

ローストタイプで、無添加、無塩、ノンオイルタイプをセレクト。850円（300g）／正栄食品

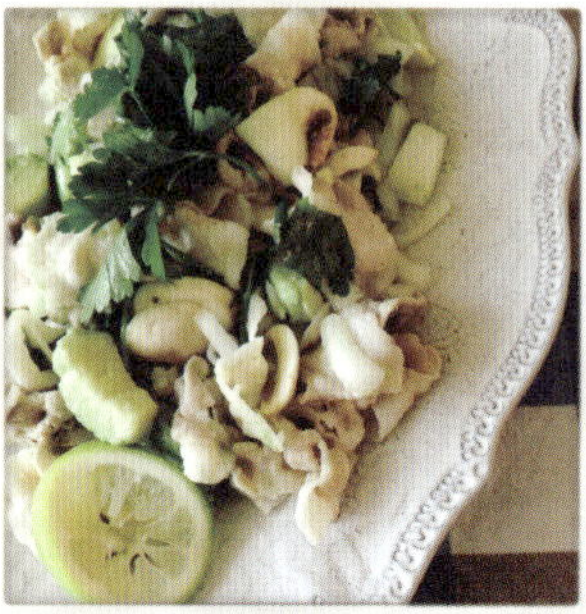

アボカドとパクチーのサラダ

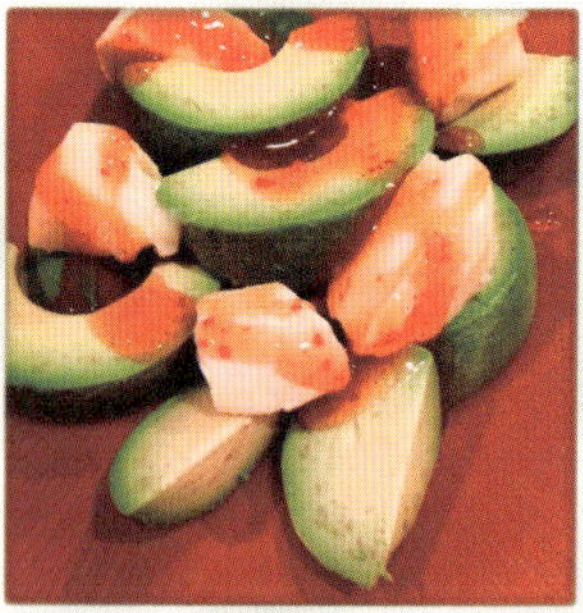

アボカドとチーズの
スイートチリソースかけ

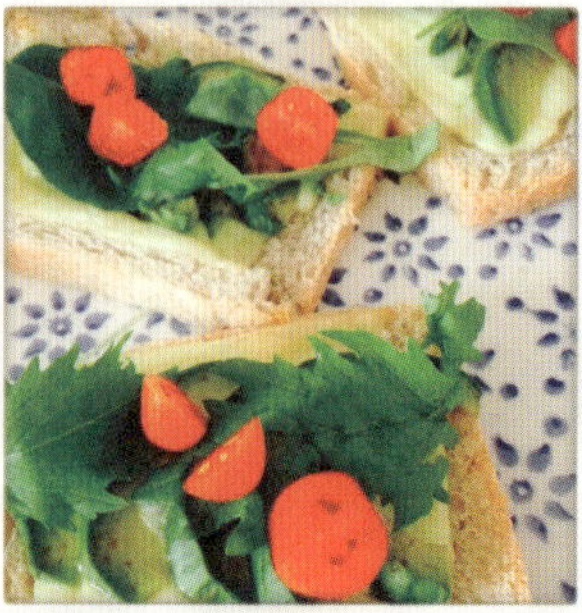

簡単のせパン
（レシピは41ページ）

アボカドアレンジ

アボカドについて詳しくは40ページ

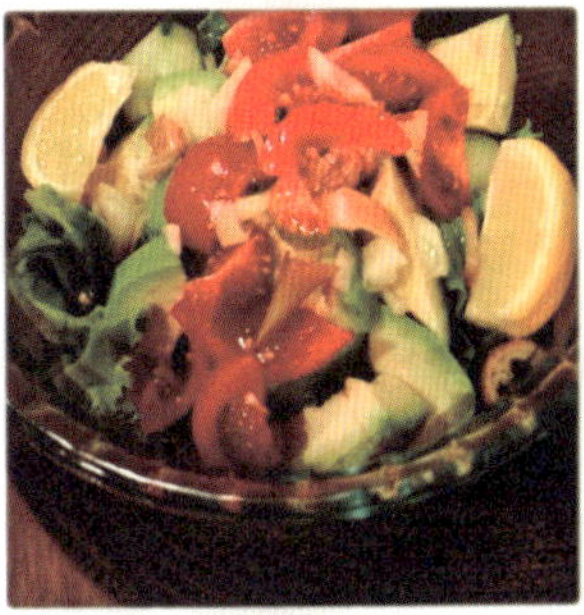

アボカドと完熟トマトのサラダ

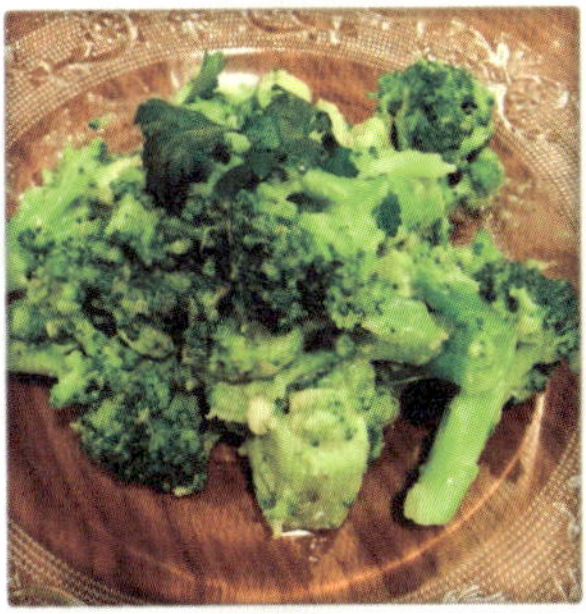

アボカドとブロッコリのサラダ

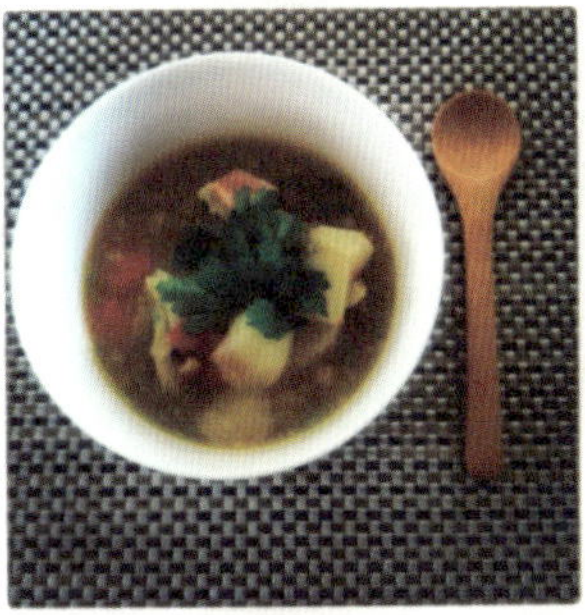

アボカドとろとろ美肌スープ
(レシピは41ページ)

アボカドは週3回食べて、女性ホルモンの分泌アップ！

アボカドは世界一栄養価の高い果物としてギネスブックに認定されているほど。

新陳代謝を促すビタミンB6とオレイン酸をたっぷりと含み、肌のターンオーバー（古い肌から新しい肌への代謝）や美肌にとても効果があるんです。また、女性ホルモンのバランスを整えてくれるので、肌と髪にうるおいとツヤを与えてくれます。

私は日々食べているせいか、生理前のＰＭＳ（月経前症候群と言われる体の不調）や生理中の吹き出物に悩まされたことがありません。

そして、一時爆発的な人気を呼んだ「コエンザイムＱ10」。老化の原因である活性酸素からガードしてくれる成分ですが、アボカドにもたっぷり入っています。

まさに、〝食べる美容液〟。

そしてダイエットにもとても有効。

満足度が高く、腹持ちがいいので、食前に食べることで、空腹が落ち着き、食事の量を確実に減らせますよ。

私はアボカドにトマトを合わせるのが大好きなのですが、実はこれ、とても理にかなった食べ合わせ。トマトに含まれるリコピンは、脂質と一緒に食べないと吸収されないため、アボカドと合わせて食べると効率良く体内に吸収できるんですって！

Recipe **6**

アボカドとパクチーのパスタサラダ

ボウルにサラダペンネ、アボガド、パプリカ、ツナ、そしてパクチーをどっさり加え、オリーブオイル、レモン汁、トリュフ塩（または塩）で和える。最後に市販のだしじょうゆを隠し味に少々加えると、さらにおいしく！

Recipe **7**

簡単のせパン

スライスしたアボカド、チーズにトマト、バジル（もしくは大葉）を乗せてオーブンで15分焼く。

Recipe **8**

アボカドとろとろ美肌スープ

アボカド、キャベツ、にんじん、じゃがいも、トマトをコンソメスープで煮込むだけ。仕上げに岩塩で味を調節して。

化粧品にも使われる〝あの〟美容成分が牛すじにたっぷり入っている！

牛すじには、化粧品の保湿剤などにも使われている、コラーゲンの1種「ヒドロキシプロリン」がたっぷり！　確かにコラーゲンは食べても肌に直接的な効果はないと言われていますが、私は科学的な証明がすべてだとは思っていなくて、〝信じて食べる〟ことも効果につながると思っています。なぜなら牛すじを食べた翌朝は、やっぱり肌にツヤやハリが感じられ、明らかにメイクのノリが違うんですもの！

牛すじには肌の弾力を保つエラスチンという成分や、肌や髪にツヤをもたらすコンドロイチンという成分もしっかり入っています。中でもこのエラスチンは、25才をピークにゆるやかに減少し、40歳を過ぎると急激に減っていく……そしてシワやたるみの原因になると言われています。

さ、今夜も牛すじ煮込みを日本酒と一緒にいただきましょうか。

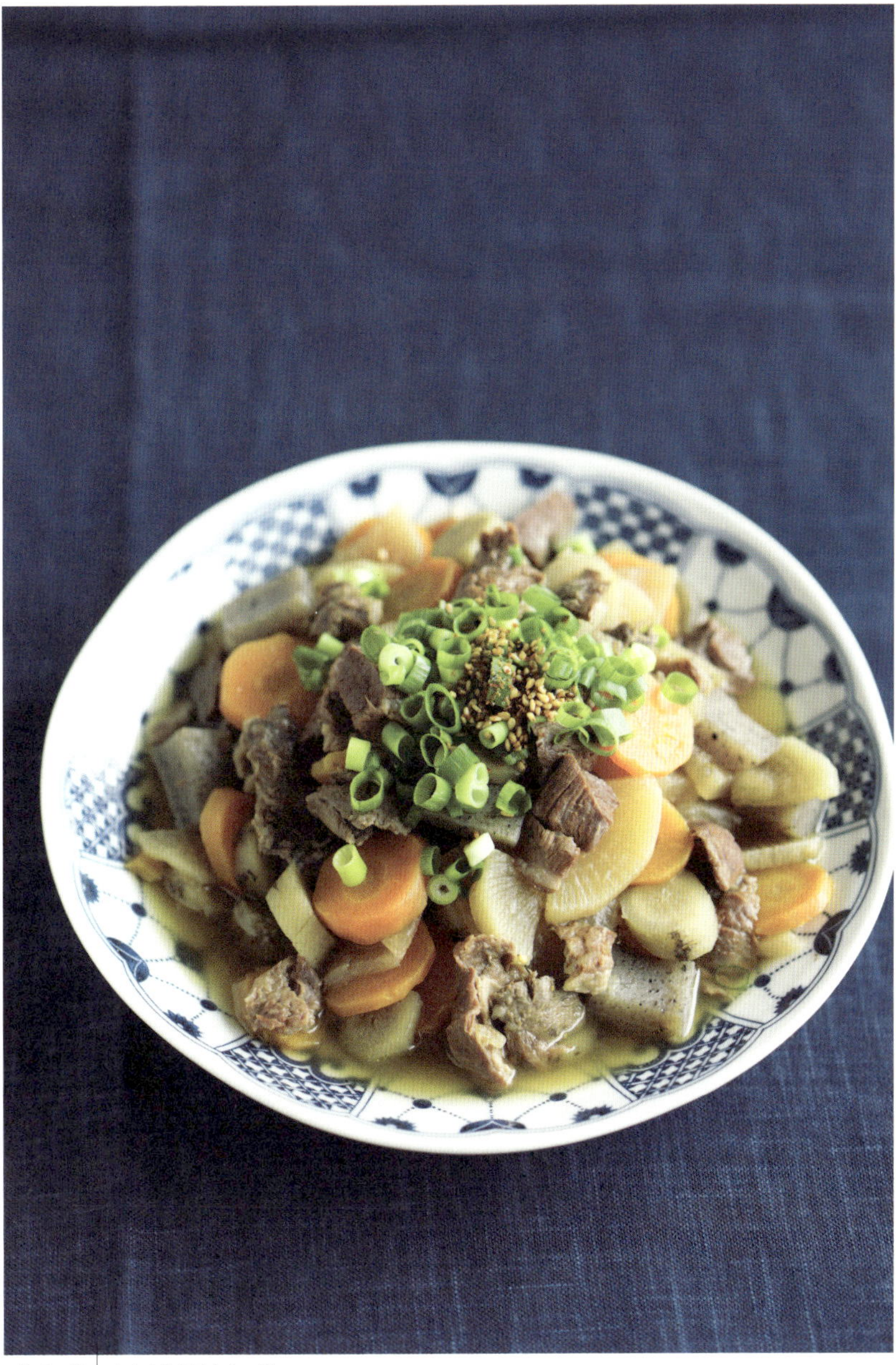

Recipe **9** | レシピは044ページ

Recipe **9**

牛すじの煮込みの作り方

※牛すじは下処理が必要です。水をたっぷりはった鍋に牛すじと日本酒100cc(「菊正宗」がおすすめです！ くさみの取れ方が違います)を入れ、約1時間アクを取りながら煮込み、ゆでこぼします。

※牛すじ200gの場合
こんにゃく1枚、にんじん1本、大根1／2本、ごぼう1本は食べやすい大きさに切る。鍋に野菜とこんにゃく、下処理した牛すじ、マエユカ特製合わせ調味料(だしじょうゆ大さじ5、塩大さじ1、みりん大さじ2、甜菜糖大さじ3)、「和食のもと」1袋(52ページ)を入れ、30～40分煮込む。このあとひと晩おいて、味をしみこませます。食べる際には、わけぎを散らして。

YUKA's COMMENT

肉屋さんでやわらかくおいしい牛すじを買うと美味しく仕上がります。

白髪にジワジワ　すりごまは効果あり！

私の周りでごまが嫌いという女性、聞いたことがありません。

あの香りとコクが、どうやら女性の心をつかむようですね。

私も大好き！　とくに麺類を食べる際には欠かせません。

そんなごまですが、セサミンをはじめとした、パワフルな抗酸化作用を持つ成分がたっぷりと含まれていて、紫外線から肌を守ってくれたり、悪玉コレステロールを抑えるなど多彩な働きをしてくれます。

また、血流を良くするビタミンEの効果で白髪にも効果的！

ただ、ごまは外皮が硬いため、炒りごまだと栄養を吸収しにくく、練りごまやすったものが◎。

1日大さじ1強を目安に、継続的に摂ると効果を感じられます。

YUKA's COMMENT

白ごまと黒ごまは外皮の色と味の濃さが違うだけで、栄養価の違いはほとんどありません。ただ、私はいろいろな料理に使いたいので、ソフトな風味の白ごまに。

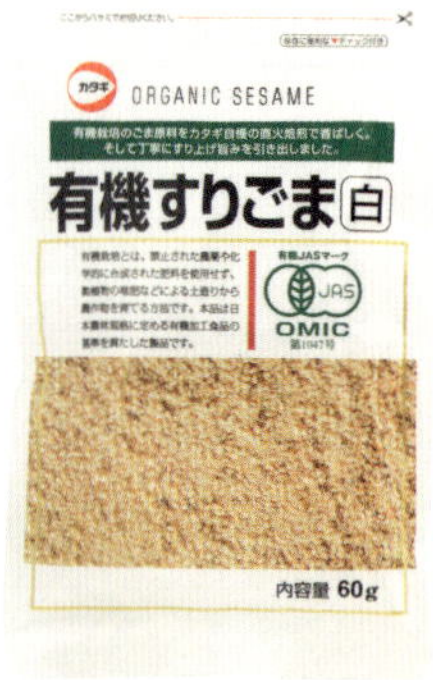

有機すりごま 白

日本の胡麻の原料は99.9％が輸入に頼っています。オーガニックであればどの国のどの畑で採れたものか、JAS認定の有機農法で栽培されているか、さらに輸送から製造、発送まできちんと履歴（トレーサビリティ）が確認されているので安心です。希望標準小売価格230円（税別）（60g）/ カタギ食品

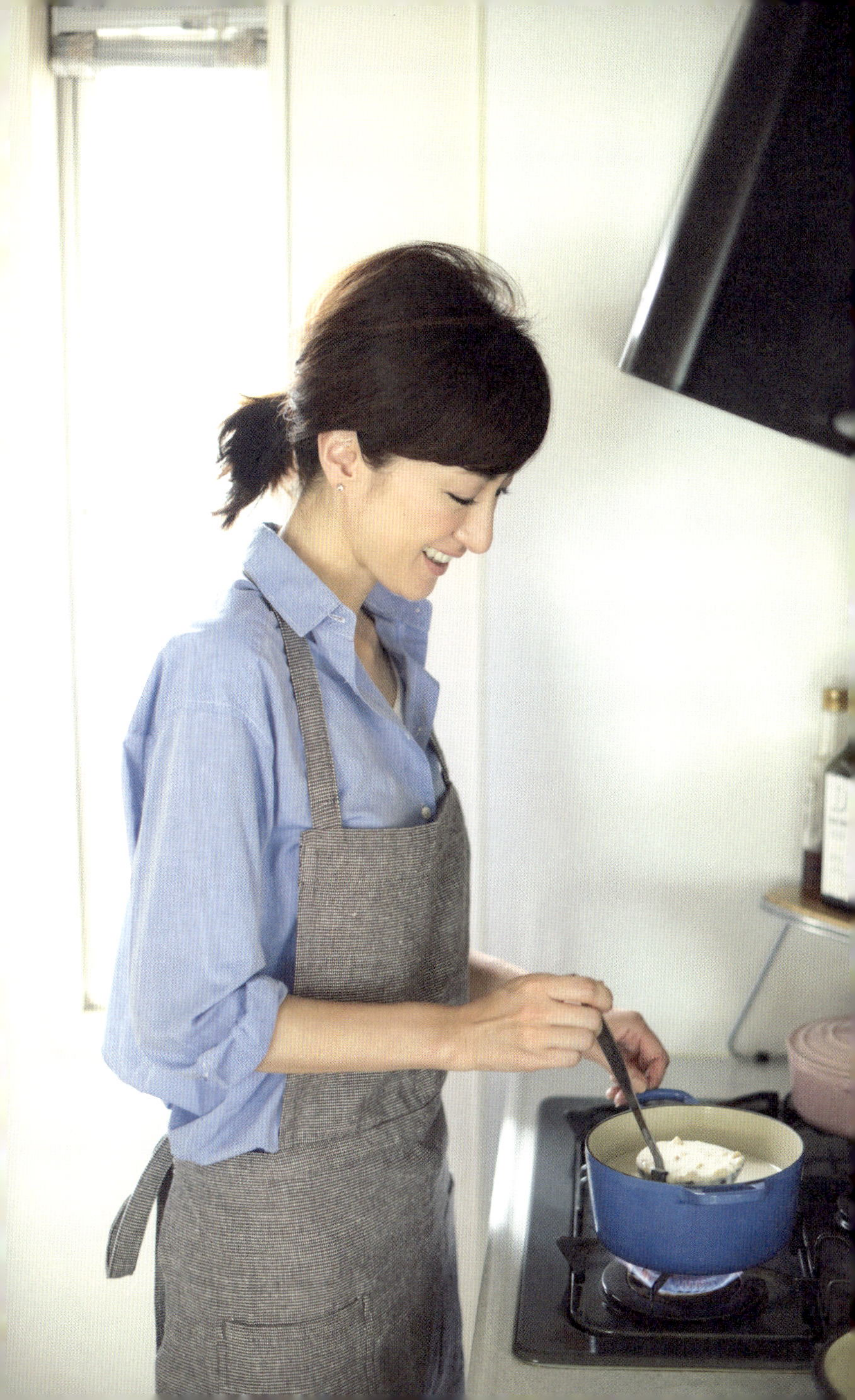

美と健康を支える、驚異の赤味噌パワー

味噌は、毎日摂ることで腸の調子を整え、便秘を改善。便通が良くなることで余分な老廃物が体の外にしっかり出るので、輝くフレッシュな肌にしてくれます。

こんな風に〝美と健康の循環〟を促してくれる味噌だからこそ、〝なんとなく〟ではなく、きちんと選ぶことが大切！

私は、味噌を買うなら、絶対に赤味噌と決めています。

米こうじや麦こうじから作る味噌と違って、赤味噌は大豆だけで作られており、栄養価が非常に高いのが特徴。

また、味噌は発酵と熟成期間が長いとメラノイジンという抗酸化作用のある成分を多く含むのですが、赤味噌はほかの味噌に比べ、このメラノイジンがダントツに多く含まれているんです。

そもそも原料である大豆には、女性にうれしいイソフラボンやストレス軽減効果のあるセロトニンの原料トリプトファンも豊富に含まれています。

食べることで気分を落ち着かせたり、前向きにする効果が期待できるのも、味噌のうれしいポイント！

それだけにとどまらず、脳の機能を高めるレシチンや、疲労回復や免疫機能を強化するアルギニンまでも含まれているのだから、まさに〝完全なるスーパー発酵食品〟なんです。

ここで、ちょっとした赤味噌のトリビア。

織田信長・豊臣秀吉・徳川家康・伊達政宗、誰もが知る戦国武将の4名は、全員赤味噌文化圏出身！

米と味噌と野菜しか食べていなかった〝草食男子〟のはずなのに、なぜ戦国の世を生き抜く持久力があったかというと、赤味噌パワーのおかげではないかと言われているそうなんですよ！

赤味噌になじみのない方は「どこで売っているの？」と思うかもしれませんが、大丈夫！　全国のスーパーマーケットで普通に取り扱っています。

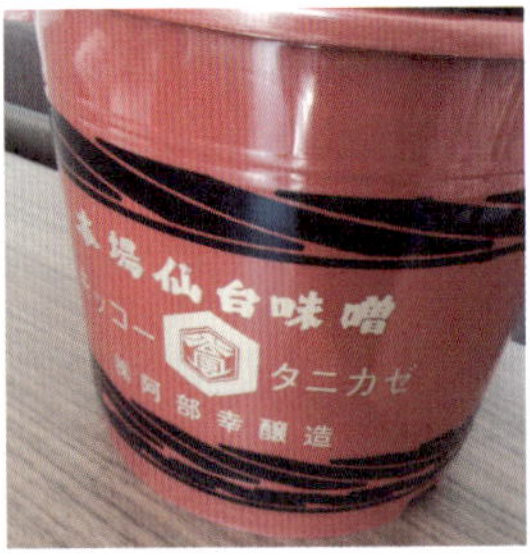

仙台味噌

仙台藩主・伊達政宗の時代に作られたという、辛口の赤味噌。風味がよく、ほかの味噌と比べるとさらりとした舌触り＆すっきりとした味わい。“なめ味噌”の呼称もあるので、夏はきゅうりなどスティック野菜につけて食べています。

谷風味噌1kg・507円（税込）／阿部幸商店

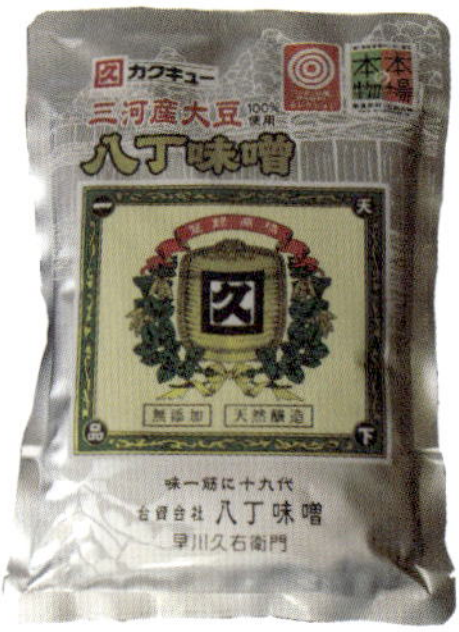

三河産大豆 八丁味噌 銀袋

大豆の旨味をしっかりと感じられる濃厚なコク。同じ赤味噌でも、こちらは酸味、渋味、苦味のある独特な風味。子どもたちが大好きな味噌煮込みうどんを作るときや、お肉と相性がいいので、豚汁を作るときに使います。

596円（税別）（400g）／八丁味噌（カクキュー）

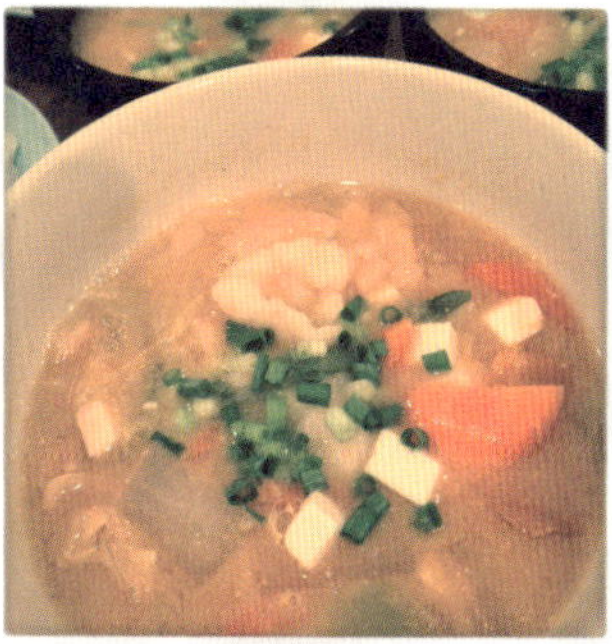

Recipe **10**

PMS対策用呉汁の作り方

ひと晩水につけた大豆をフードプロセッサーですりつぶした「呉」を味噌汁の中に入れるだけ。

YUKA's COMMENT

母がよく作ってくれた味。これは、イソフラボンたっぷりなので、ホルモンバランスが崩れる生理1週間前からこまめに飲んでいると、PMS（月経前症候群）が軽減されるような気がします。美白効果もありますよ♪

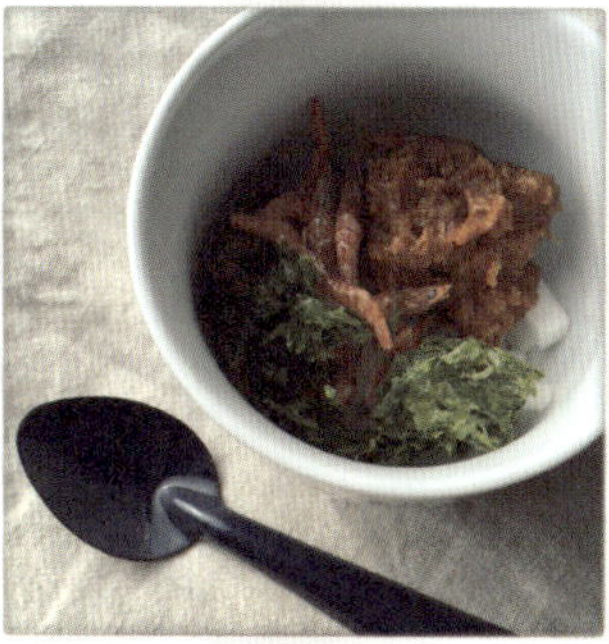

Recipe **11**

手作りインスタント味噌汁の作り方

マグカップに大根の千切りを塩もみしたものと味噌を入れ、湯を注ぐ。塩もみ大根のかわりにおきあみやわかめ、とろろ昆布などだしが出る乾物で代用してもOK。

素肌美人を作る、〝本物のだし〟生活

だしは、天然の美容食。

そもそもだしの原料であるかつおやいりこ、とびうお、昆布にしいたけ……どれもみな、豊富な栄養を含んだパワフルな食材。だから、だしにもアンチエイジングや美肌、疲労回復にストレス解消に有効な成分がたくさん入っているんです。

美しくなりたいのであれば、今日からインスタントのケミカルなだしは、卒業！

天然のだしは、旨味成分であるアミノ酸がたっぷり入っているので、そのままでも飲めるおいしさです。また、アミノ酸は神経伝達をスムーズにする働きがあるので、心を落ち着かせ、ストレスを解消する効果もうれしい！

最近では、だしのパワーが再認識され、「だしバー」なるものも登場したりして、だしそのものを1つの料理として楽しむ傾向があります。

私も、あまりに疲れて、ごはんを食べる元気がない日や、体調を崩して食欲がない日には、だしスープだけを飲むことも。

胃も体も温まることで、心もほどけ、少しずつ元気が沸いてくるのがわかります。

料理によって使い分けますが、九州人の私が、いちばん好きなのは、やはりあごベースのだし！ あのしっかりとした濃い旨みは、余計な調味いらずですよ♪

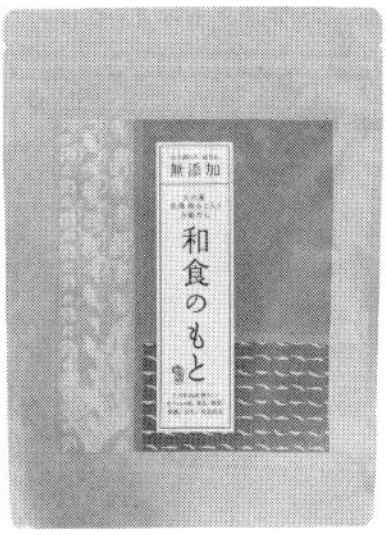

和食のもと

原料は、長崎県産の焼きあご、熊本県産のうるめいわしと乾燥白菜、宮崎県産の香信しいたけ、鹿児島県産のかつおぶしとさば節、北海道産の利尻昆布と昆布以外、すべて九州産！ また、ほかのだしと違うところは白菜が入っていること。乾燥白菜には、旨味成分のグルタミン酸がたっぷり！ もちろん化学調味料や保存料は一切使用せず、無添加。放射能検査済みなので。子どもたちにも安心して使えます。2,000円（税別）（8g ×30包）／九州フードサービス

YUKA's COMMENT

沖縄には「鰹湯《カチューユー》」という、お椀にたっぷりの鰹節を入れ、湯を注ぐ料理が昔から伝えられ、風邪や二日酔いに効くと言われています。だしのパワーを昔の人も知っていたんですね！

代謝が落ちる30代からこそ蕎麦を！
こまめに摂りたい〝完全食〟

荒地や寒冷地でも育つ作物って、生命力が強いので、栄養バランスの取れた〝パーフェクト・フード〟であることが多いです。

お蕎麦もその1つ。何しろ昔の修行僧は、貴重な携帯フードとして蕎麦粉を持ち歩いていたと言われるくらいですから。

お蕎麦は、お米やうどんと同じ炭水化物ですが、アミノ酸スコアがとても高いうえに、良質なミネラルやビタミンを豊富に含んでいるのです。

しかも低GI食品（血糖値を緩やかに上げるので、インシュリンが大量に分泌されず、体に脂肪を溜め込みにくくなる食品のこと）、かつ、脂肪と糖質の代謝を良くする働きがあるビタミンB群をたっぷり含んでいるため、ダイエット効果が非常に高い食材です。だから食べ続けることで、脂肪を燃焼しやすい体にシフト。

私はダイエット期間中、主食をお蕎麦に切り替えることもありますよ。

また、アンチエイジング効果がある「ポリフェノール」の一種である「ルチン」を含んでいるのも大きな特徴。「ルチン」はビタミンCと合わせることで効果を発揮するので、すだち蕎麦にしたり、サラダ蕎麦にしてレモンを搾っていただけば、しみ、しわ、そばかす予防につながります。ちなみに蕎麦類の中では、ダントツ「韃靼蕎麦」がルチンの含有量が多いので、覚えておきましょうね！

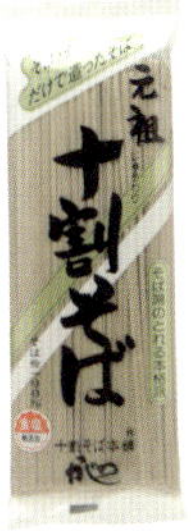

元祖　十割そば

スーパーマーケットなどで、いちばん手に入りやすい十割蕎麦。そばの実を丸ごと挽き、小麦粉も食塩も一切使わない、無添加仕上げ。もちろん蕎麦湯もいただけます♪　黒っぽい平打ちめんで、食べれば、蕎麦の濃厚な香りと甘さが口に広がりますよ。350円（税別）（200g・2人前）／東京かじの

YUKA's COMMENT

お蕎麦を買う際は、必ず原材料をチェック。ほとんどの商品がいちばん最初に「小麦粉」と書かれています。原材料は、多く含むものから表記されているので、これではうどんと同じ……。全然、低ＧＩじゃありません！　だから私は蕎麦粉100％のものを選びます。“本物”は歯ごたえもあって、少量で満腹感も得られます！

ヨーグルトは食べ方次第で、美と健康をアップデート！

今、「腸内環境を整えることが美に直結する」ということがさまざまな研究でわかってきています。

何しろ、おなかの中には、重さにすると1キログラムにもなる腸内細菌が住んでいるのですから、これらの細菌が元気で健康じゃないとどうなるか……。

容易に想像がつきますよね？

中でもヨーグルトに含まれる乳酸菌は、善玉菌と言われ、便秘予防に効果的。

便秘は肌をくすませる原因の1つです。

おなかがすっきりすれば肌もピカピカ！

また、ここ数年話題の「R‐1」シリーズですが、これは「ラクトバチルスブルガリクスOLL1073R―1」という乳酸菌が使われていて、免疫力アップやインフルエンザ予防に効果があると言われています。

私はインフルエンザ予防のために、ヨーグルトを食べはじめたのですが、おかげさまでここ数年、インフルエンザどころか、風邪も引いていません（笑）。

腸内環境が整うって、こういうことなんですね！

あまりに効果が感じられたので、今では夫も子どもたちも、家族全員、通年R‐1の入ったヨーグルトを食べています。

最近では、もう少しこだわって、自分が得たい効果によって、食べ方のアレンジもしているんです。

便秘解消が目的のときは、食後に。

胃酸が薄まっているため、乳酸菌が元気なまま腸にたどり着くので、効果が得やすいのです。

ダイエット目的のときは、食前に150ミリリットルのグラス1杯くらいの無糖ヨーグルトを食べます。こうすると、想像以上におなかがいっぱいになり、食べる量が必然的に減るんです。

きちんと満腹感も得られるので、効果的なダイエット法ですよ！

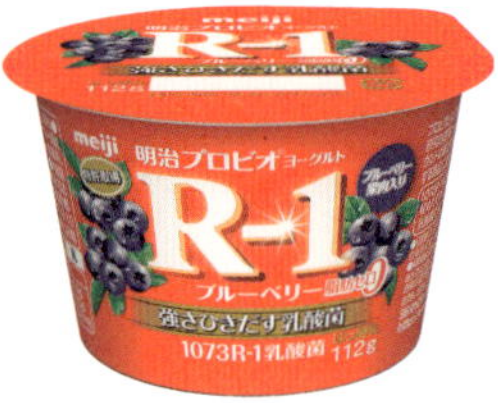

明治プロビオヨーグルトR―1　ブルーベリー　脂肪0

インフルエンザ対策のため、食べはじめた「R-1」シリーズ。最初、プレーンタイプを食べていたのですが、ブルーベリーの果肉入り&脂肪ゼロタイプを見つけてからは、これ一辺倒。程よい甘さもさらさらの舌触りも、とても食べやすいんです。しかも30代後半から、ちょっと目を酷使した日の翌日は、眼精疲労がどっと来るのですが、そんな朝も、これを食べると目が癒されているのが実感できます♪

希望小売価格129円（税別）（112g）／明治

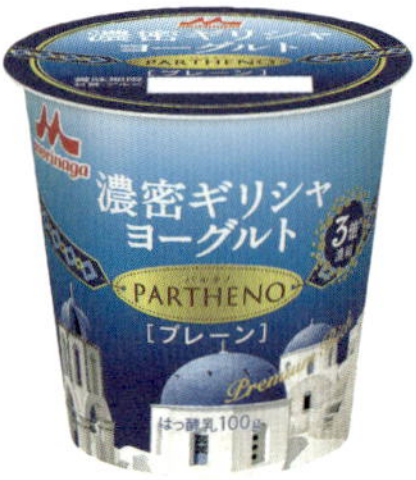

濃密ギリシャヨーグルト　パルテノ　プレーン

伝統的な「水切り製法」で作られた、正統派ギリシャヨーグルト。ミネラルバランスが良く、酸味が少ないので、とっても食べやすいんです！　濃厚だから、腹もちもいい。ダイエットのときに重宝しているヨーグルトです。

希望小売価格141円（税別）（100g）／森永乳業

販売地区：本州、四国地区

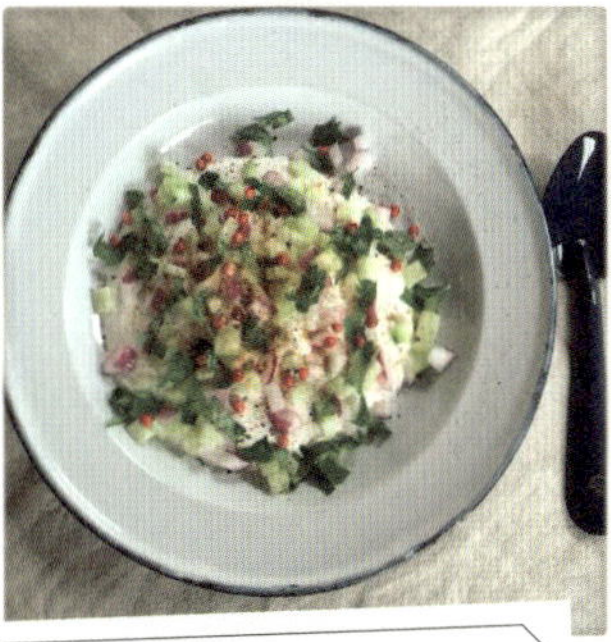

Recipe **12**

マエユカ式
塩ヨーグルトの作り方

「濃密ギリシャヨーグルトパルテノ　プレーン」に、刻んだきゅうり、玉ねぎ、パクチーを散らし、塩、こしょうをする。オリーブオイルをまわしかけ、食べる際にはよく混ぜていただく。あればクミンやチリパウダーを入れても。

YUKA's COMMENT

ちょっと変わった食べ方だと思うかもしれませんが、インドに昔からあるヨーグルトレシピです。さらに食べ応えが増し、でも、野菜を生のまま使うので酵素もたっぷり！　ダイエット時には、とくに頻繁に作ります。

YUKA's COMMENT

翌朝には、ヨーグルトの水分を吸い込み、ふっくらしたドライいちじくを楽しめます。いちじくの美容成分も一緒に摂れる、一石二鳥の朝食メニューです。

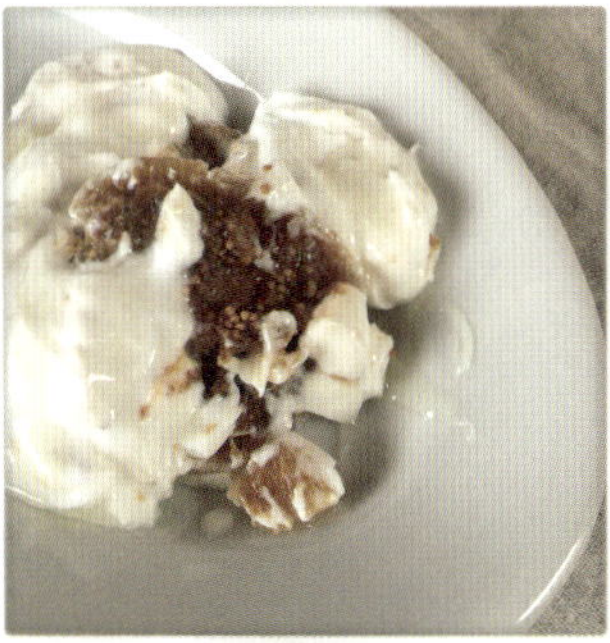

Recipe **13**

ドルチェヨーグルトの作り方

保存容器の中に、ドライいちじく（27ページ）と「濃密ギリシャヨーグルトパルテノ　プレーン」を入れて、一晩冷蔵庫の中に置く。

ミネラル豊富な甜菜糖！冷えにも効果あり

白い上白糖は、家に置いていません。上白糖は、実は99％が炭水化物。血糖値の上昇に一役かってくれる、まさに美容の敵！　血糖値は、急激に上がることでその反動で下がりやすくなり、この振れ幅の大きさが太りやすさや肌の老化を引き起こすのです。

そしてもう1つ、皆さんに注意していただきたいのが、「三温糖」。

これは精製された砂糖をカラメル色素で褐色に色づけているだけなので、白砂糖とほとんど変わりません。

ある料理家さんに教えていただいて以来、わが家はもう4年も甜菜糖《てんさいとう》ひと筋！

甜菜糖とは、日本では主に北海道で栽培されている〝砂糖大根〟が原料の天然甘味料。寒い地域で栽培される植物なので、体を温める作用もあると言われています。また、カリウム、カルシウム、リンなどさまざまなミネラルが豊富。ミネラルは体内で作ることができないため、常に食べ物から補う必要があるんです。

甜菜糖には、オリゴ糖も含まれていて、年齢とともに減ってしまうビフィズス菌の栄養源となるオリゴ糖も甜菜糖から摂ることができるというのだから、ヨーグルトに合わせればパワーも倍増！

確かに、ミネラルの配合だけ見たら黒砂糖の方が高いですが、黒砂糖は味にややクセがあるのが難点。料理に使うとなると躊躇するときがありますよね。その点、甜菜糖はまろやかな甘さでクセがないので、料理はもちろん、飲み物の甘みづけにも使えて、便利なんです。

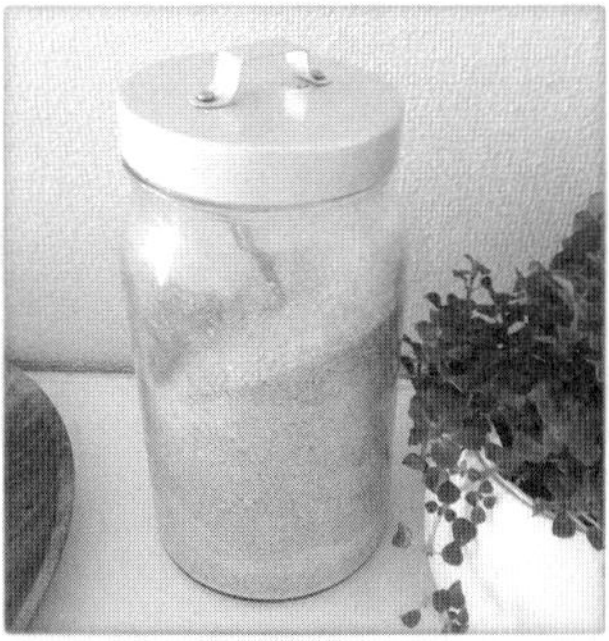

てんさい糖
普通のお砂糖代わりとして、日々多用。
やさしい甘さは、家族全員大好き。

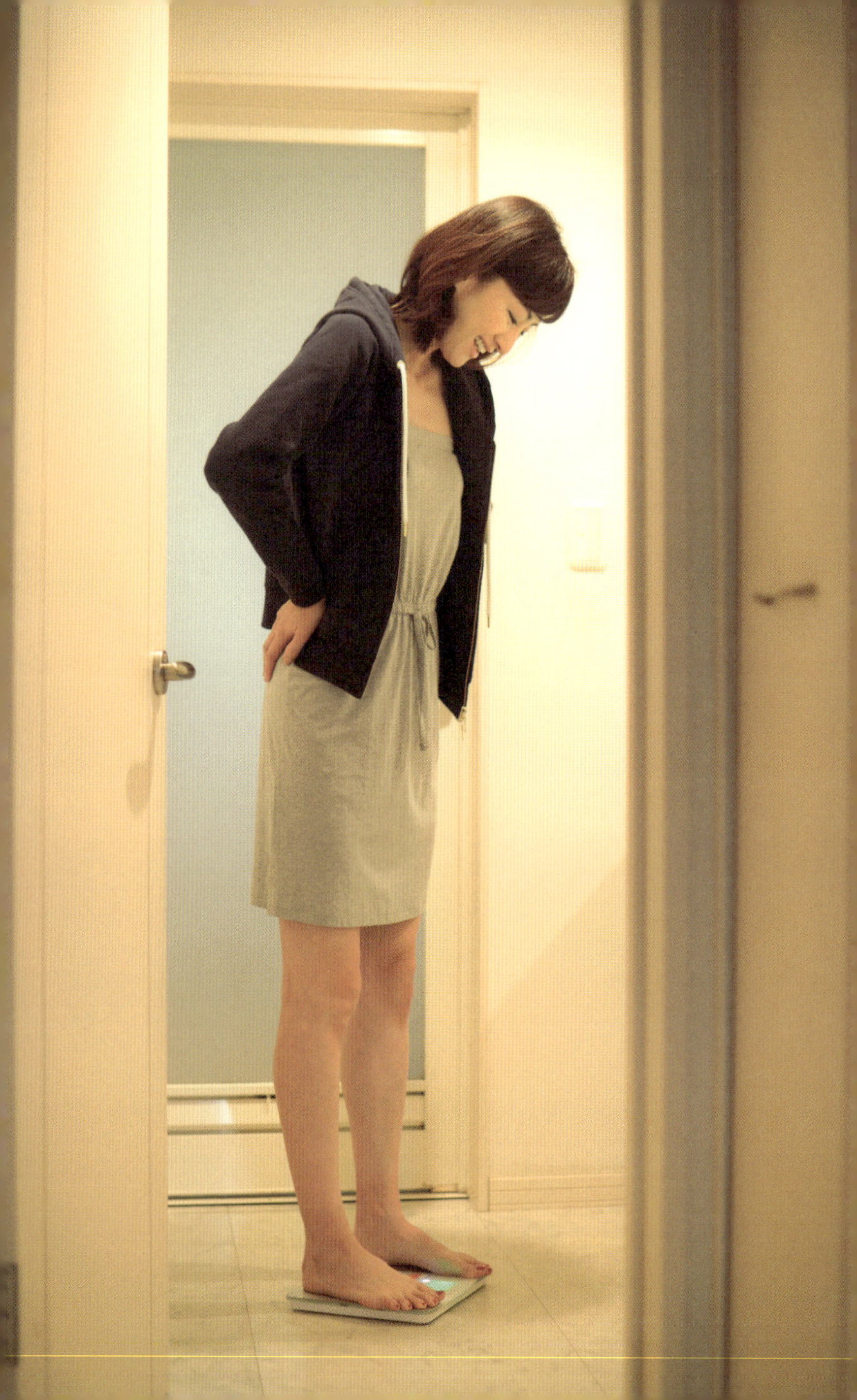

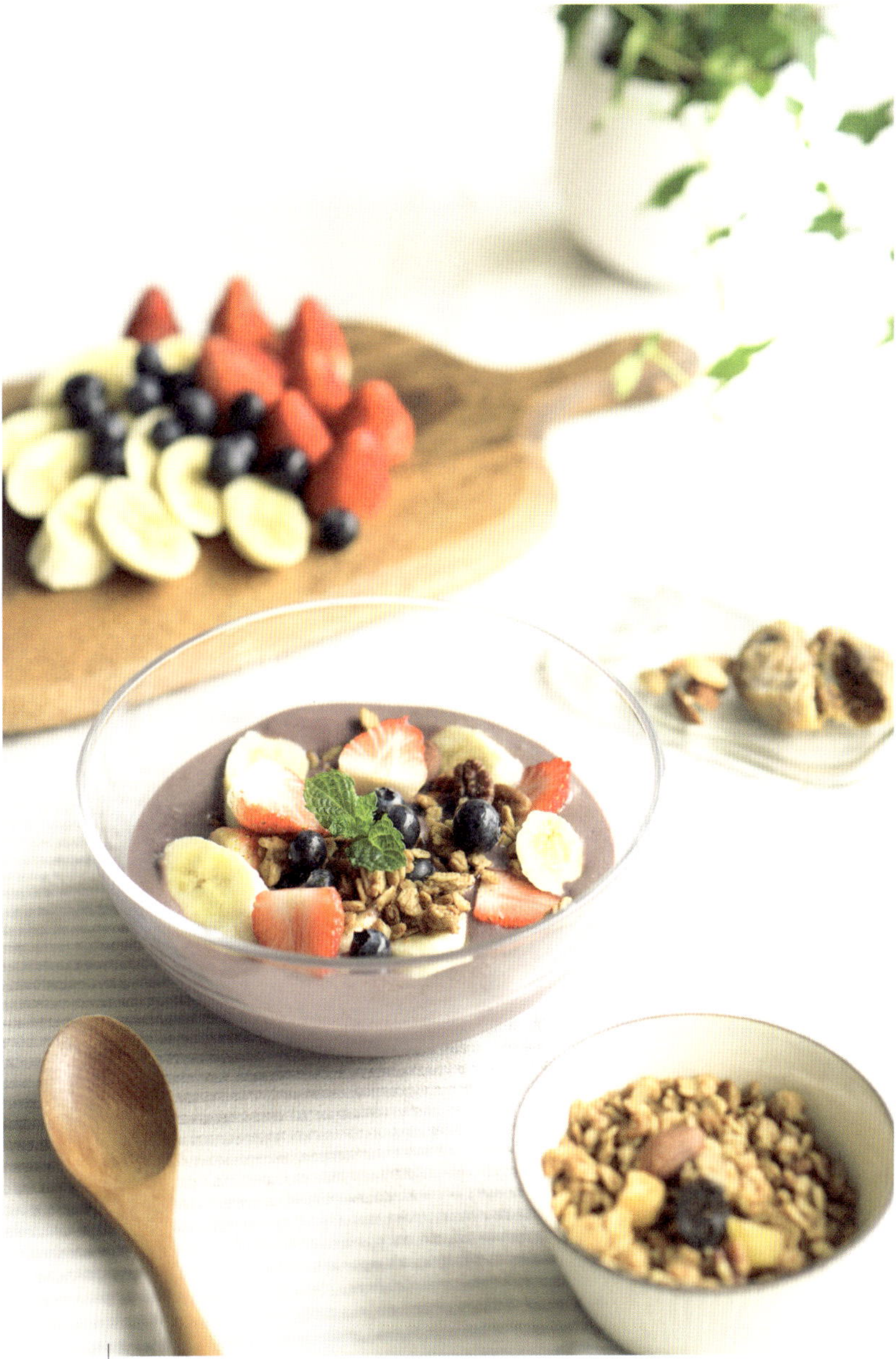

Recipe **14** | レシピは065ページ

老化が気になりはじめる40代にとって アサイーは強〜い味方

日本では数年前から、ハワイ好きの人たちの口コミで広まったアサイー。ハワイのみならず、ブラジルでも昔から食べられていたといいます。今や、カフェやレストランで、気軽にアサイーボウルやアサイースムージーが食べられるようになりました。

私もアサイーのパワーと効能の素晴らしさにホレて、しょっちゅう食べています。

アサイーは、亜熱帯雨林に自生しているヤシ科の植物。

ブルーベリーにも似た、濃い紫色をした実ですが、味はほとんどなし！

だから、ほかの食材と合わせても邪魔をしないんですね。

アサイーの主成分は、ポリフェノールの1種であるアントシアニン。

その含有量はブルーベリーの約5倍で、非常に強力な抗酸化作用を持ち、体の中から若返りをサポートしてくれます！

また、アントシアニンは「目の疲労回復」にも効果があるんです。デスクワークで疲れたときや二日酔いの朝、アサイーを食べるとすっきり！　目に輝きが戻ってくるのを実感できます。このほか、鉄分、食物繊維、ビタミンC、B群、Eが含まれ、カルシウムも牛乳の約2倍！　子どもたちにも食べさせています。

Recipe **14**

マエユカ式
美肌アサイーボウルの作り方

冷凍アサイー1包と調整豆乳1カップをミキサーなどに入れ、かくはんする。器に盛り、グラノーラをちらし、フルーツを3種類以上のせる。はちみつをかけていただく。

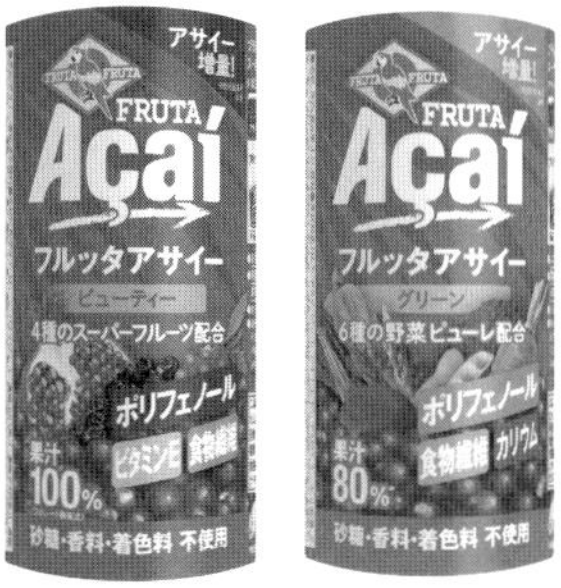

フルッタアサイー
ビューティー・グリーン

撮影の日の朝など慌しい日は、これで抗酸化作用をチャージ！　夏場は紫外線に負けないよう、体の内側からもサビ予防をしています。「ビューティー」は、アサイーにざくろ、ゴジベリー、マキベリーをブレンド。「グリーン」は、6種の野菜ピューレをブレンド。希望小売価格・各246円（税別）（各195g）／フルッタフルッタ

美容を気にするなら、しょうゆは〝生〟が鉄則です

一般的なしょうゆは、製造の過程で、〝火入れ〟を行って作られますが、この火入れをせずに作られるのが、〝生しょうゆ〟です。

生しょうゆの最大の特徴は、酵素が生きていること。

体内の酵素は、食べ物の消化に必要で大切なものですが、年とともに減少していくので、進んで摂取したいものの1つ。それがおしょうゆで摂れるなら、便利ですよね！

この生しょうゆ、今や海外でも「Ｎａｍａ Ｓｙｏｙｕ」として、ナチュラリストたちの間でも人気なんだそうです。

普通のしょうゆに比べて色は薄く赤く、そして味わいはすっきり＆さらり。

私はしっかり酵素を取りたいので、基本〝そのまま〟使うのがお約束。お刺身や冷奴にかけたり、ドレッシングを作ったり……。

でもこのライトな味わいがおいしくて、実は、野菜炒めやパスタを作るときにも愛用しています。

普通のしょうゆは火を入れて味が香ばしく濃くなりますが、生しょうゆはそのように味が濃くないので、野菜や具の味がきちんと生かされた仕上がりになるんです。

今やすっかりわが家のメインしょうゆです。

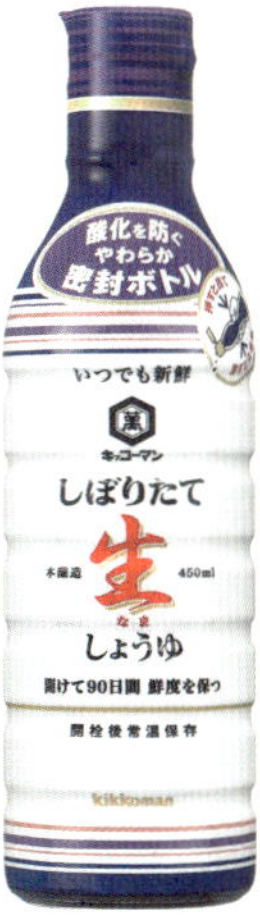

いつでも新鮮
しぼりたて生しょうゆ

美と健康にいいのはもちろんですが、何よりもこのおいしさのとりこ！　希望小売価格280円（税別）（450ml）／キッコーマン

プルーンからの鉄分補給で輝くヘルシー美女に！

「貧血ですね」。

足の裏を押したときの反応でわかるらしく、マッサージに行くと必ず言われます。マラソンのトレーニング後など、貧血による頭痛まで起こす始末……元来の貧血体質に加え、マラソンで汗をかくことによって、汗にも含まれる鉄分を失ってしまうため、いわゆる〝スポーツ貧血〟を起こしてしまうんですね。

「いちじく」のページ（28ページ）でも触れましたが、20〜40代の女性の3人に1人は鉄分不足。だから、いちじくと一緒に、鉄分豊富なプルーンもこまめに摂取しています♪

でもプルーンは鉄分だけじゃありません！　美白効果のあるビタミンAとビタミンCに、細胞の老化を防ぐビタミンE、代謝を促すビタミンB群もばっちり含有！　また、りんごの5倍もの食物繊維を含むので、便秘にもてきめんの効果があります。

ただ注意したいのは、食べ合わせ。

まず、タンニンを含むお茶やコーヒーと一緒に食べないこと。プルーンの鉄分は、タンニンがあると腸内での消化吸収を妨げられてしまいます。だからプルーンを食べる際は、ハーブティーを合わせましょう。

そして、ごはんやパンと合わせないこと（でも、ごはんにプルーンを合わせる人はなかなかいませんね！　笑）。ごはんやパンに含まれるフィチン酸という成分により、プルーンの鉄分が消されてしまうので、要注意です！

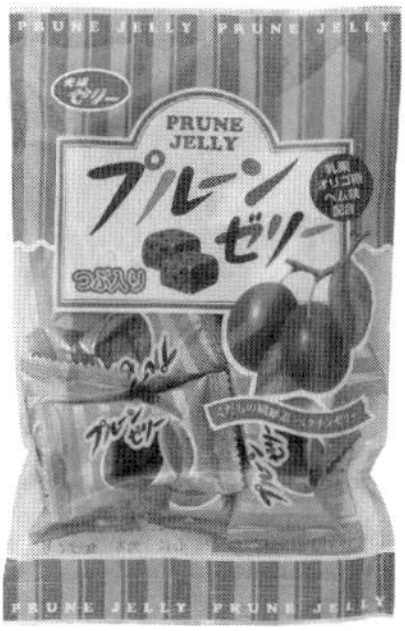

無添加
プルーンゼリー つぶ入り

無農薬有機農法のプルーン果肉に、乳果オリゴ糖とヘム鉄を配合したゼリー。個包装になっているので、持ち歩きにも便利で、手を汚さずに食べられるのがお気に入り。マラソンのあとはこれで必ず鉄分補給！　おいしくて息子も大好きなんです。

280円（税別）（100g）／光陽製菓

肌荒れ&オイリー肌の人は、納豆をこまめに食べて

皮膚再生&肌荒れ改善効果のあるビタミンB6と、過剰な皮脂分泌を抑えるビタミンB2をたっぷり含んでいる納豆。食べることで、肌の内側から修復&バランスを整えてくれるので、吹き出物やべたつきに悩む人には、ぜひ摂ってほしい食品！

また、ヒアルロン酸の10倍の保水力と言われている「ポリグルタミン酸」を持ち、肌を内側からしっかり保湿。私は美肌キープのために、週5回は食べています。

ただし、食べるなら、絶対に粒納豆！

コラーゲンやヒアルロン酸よりもエイジングパワーを発揮するという「ポリアミン」が、ひきわり納豆にはあまり含まれていません。納豆は製造段階で水にさらすため、薄皮のないひきわり納豆は、ポリアミンが流出してしまうのです。

ひきわりが食べたいときは、粒納豆を包丁でたたいて作ってくださいね。

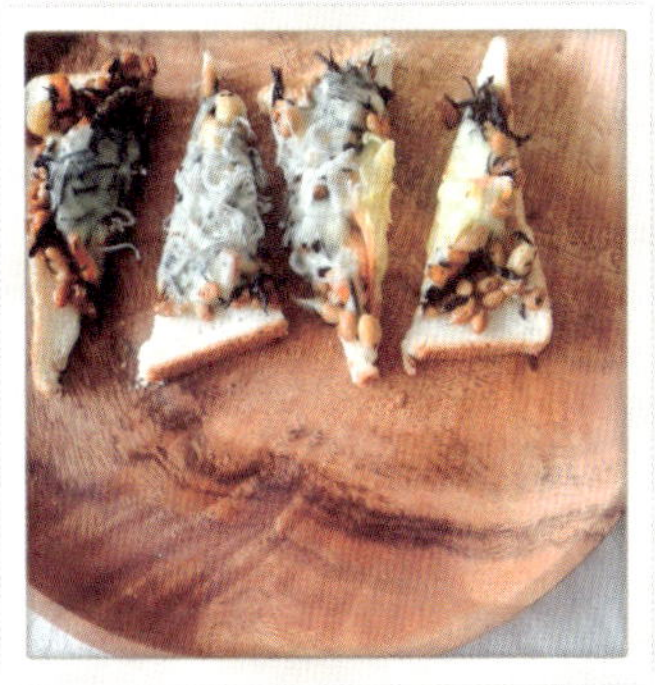

Recipe **15**

納豆チーズトースト ひじきのせの作り方

スライスしたバゲットの上に納豆、ひじき、しらす、ピザ用チーズの順でのせ、オーブントースターなどでチーズが溶けるまで焼く。

YUKA's COMMENT

就寝中は、筋肉も休むので、血液が固まりやすくなります。でも、夕食に納豆を食べておくと、「ナットウキナーゼ」が血液さらさら効果を発揮し、血栓予防に！

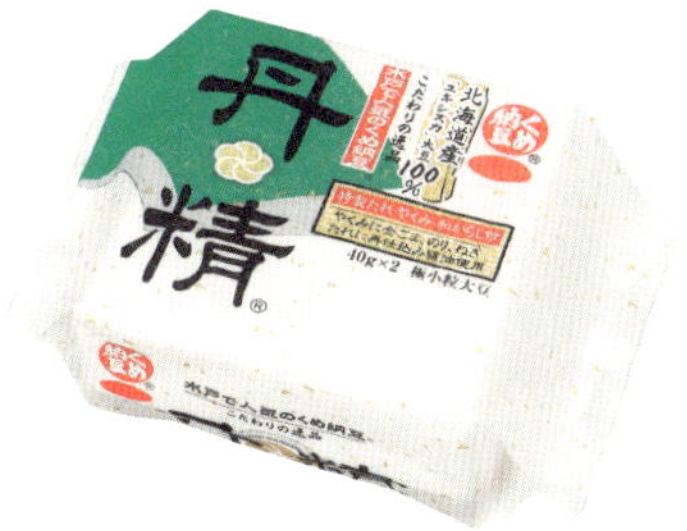

くめ納豆・丹精

数ある品種の中から、納豆に適した北海道産の「ユキシズカ」を100％使用。ねばりが強く、歯ごたえがあり、食べたあとの満足感がほかの納豆とは違います！

希望小売価格230円（税別）（40g ×2個）／ミツカン

良質なオイルを1日1さじ、1週間続ければ、うる肌実感！

「油はダイエットの敵！」「オイルなんて吹き出物の原因」……まだそんな風に思っている人は、今すぐ考えを改めて！

オイルは、摂るべきオイルと避けるべきオイルの2つに分かれます。

摂るべきオイルは、しっとりとしたうる肌作りに欠かせません！

だから私は、〝摂るべきオイル〟を、毎日の食事に取り入れています。

なぜなら40代になると、いくら水分補給をしても、オイルも摂っていないと肌のハリと潤いを保てないからです。

摂るべきオイルとは、オメガ3脂肪酸とオメガ9脂肪酸。

オメガ3は、サーモンやまぐろ、青魚、亜麻仁オイル、大豆製品、くるみなどに含まれている必須脂肪酸のこと。美肌効果の高いオイルたちです。

そしてオメガ9は、オリーブ、ごま、アボカド、アサイー、アーモンドなどに含まれ、悪玉コレステロールを減らして善玉コレステロールを増やすので、腸内環境を改善。当然、腸内環境が整えば、肌のキメも細かく、美しくなります。

オイルのもたらす効果がまだ信じられない！　という人は、ぜひ、これら良質なオイルを、1日大さじ1〜2杯、摂り続けてみてください。

1週間後に、乾燥肌の人は、しっとりとしたモチ肌を、オイリー肌の人はキメが整ってくるのを実感できますよ！

そして、避けるべきオイルとは、トランス脂肪酸とお肉や乳製品に含まれている動物性脂肪のこと。トランス脂肪酸は、ほとんどの加工食品に入っている、まさに美と健康を害する〝ブラックオイル〟！　肌の水分保持力はもちろん、ホルモンバランスも崩し、肌トラブルはおろか、健康までをも害すものです。

とはいえ、ときにはポテトチップスやハンバーガーを食べたい日だってあるし、思いきり焼肉をビールで流し込みたい日だってあります。

〝8割頑張って、2割の休息〟。

何事も続けるには、このバランスが大切だと思っています。

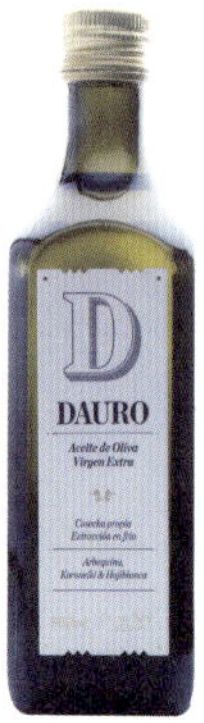

ダウロ エキストラ・ヴァージン・オリーブオイル

数々のワインコンテストで最高賞を受賞する、スペインのワイナリー「ロダ」が作るオリーブオイル。スペイン、フランスのトップレストランや三ツ星レストランも使用している逸品。原料のオリーブは、化学肥料をまったく使わずに栽培。もちろん合成保存料や酸化防止剤なども一切添加なし！　まさに“オリーブのジュース”。そのまま飲んでも楽しめます！　4,500円（税別）（500ml）／DAURO

金ごま油

料理家が大絶賛で教えてくださったこのごま油。金ごまならではの濃厚な香りと、コク＆深みのある味わい。なるべく“そのまま”いただきたいので、お豆腐にお味噌汁に、おかゆにそうめんに……ひとたらししています。これだけで、何でもない料理に風味が加わり、極上に！　1,500円（税別）（290g）／山田製油

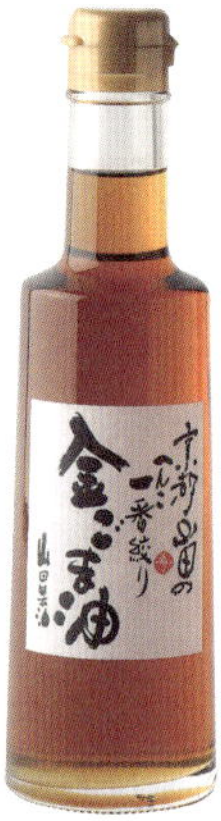

Recipe **16**

金ごま油の鶏団子鍋の作り方

鶏ひき肉に、みじん切りにした青ねぎとセロリ、しそ、しょうがのすりおろしをたっぷり入れて、金ごま油を加えて混ぜ込む。塩、こしょうで調味し、肉団子を作る。だし昆布、和食のもと、菊正宗、みりんで味付けしたつゆに、この肉団子を入れていただきます。金ごま油を入れるだけで、芳香な香りと深みの増した味に。うちではこの鍋が大人気！

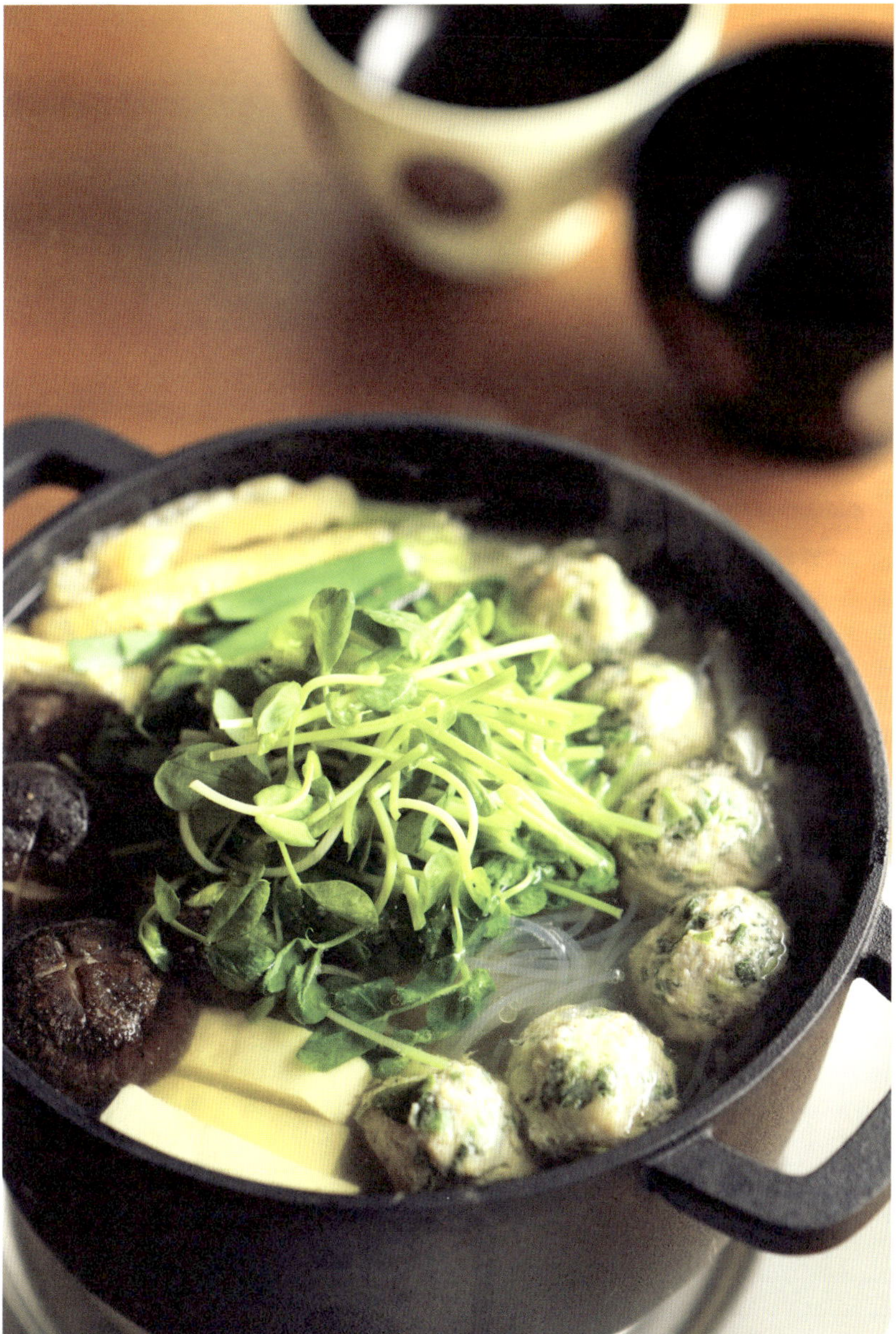

Recipe **16** ｜ レシピは074ページ

白米、ときどき玄米

お米、大好きです！　もちろん白米！

「美女は精製された白いものは食べない」が、今や世界的な常識なことは知っていますが、日本人ですから、やっぱり白米がいちばん！

美容と健康のことを考えて、雑穀や玄米にしてみたこともありましたが、主人と子どもたちからも非難ゴーゴー。

家族の反対があると、日々の食事に取り入れるのは、難しい〜！

ですから〝ときどき楽しむ〟のが、私の玄米との付き合い方。

玄米は、米の表層にある米ぬかと胚芽を削っていないため、ミネラルたっぷり。

しかも女性にうれしい鉄分と〝若返りのビタミン〟ビタミンEも豊富に含んでいます。

そして何よりも、うれしいのがダイエット効果！

ダイエットしなければならないのに、食欲が抑えられないときは玄米に頼ります。何しろ周りの皮が残っているので固く、よく噛んで食べないと飲み込めない玄米。〝よく噛む〟ことは、小顔効果のある運動にもなりますし、何よりも満腹中枢が刺激されるため、食べすぎを防ぎます。そして体内に入ると、その〝皮〟に含まれた食物繊維が老廃物をどんどん排出し、腸の調子を整えてくれるんです。

私はよく、ひじきの煮物や博多「椒房庵《しょぼうあん》」の「高菜めんたい」をのせて食べています。少しずつ玄米そのもののおいしさがわかるようになってきました♪

自然栽培米 玄米

農薬はもちろん、肥料も使用せず、虫の働きや雑草の伸び具合など、生態系の状況を見ながら育てる農法によって育てられたお米。玄米が苦手な人ほど、おいしいものを選ばないとトラウマになってしまいます……（←私のこと）。この玄米は、最初、人からいただきましたが、ほかにはない力強いおいしさに、今ではすっかりとりこです！　1,850円（税込）（2kg）／石山農産

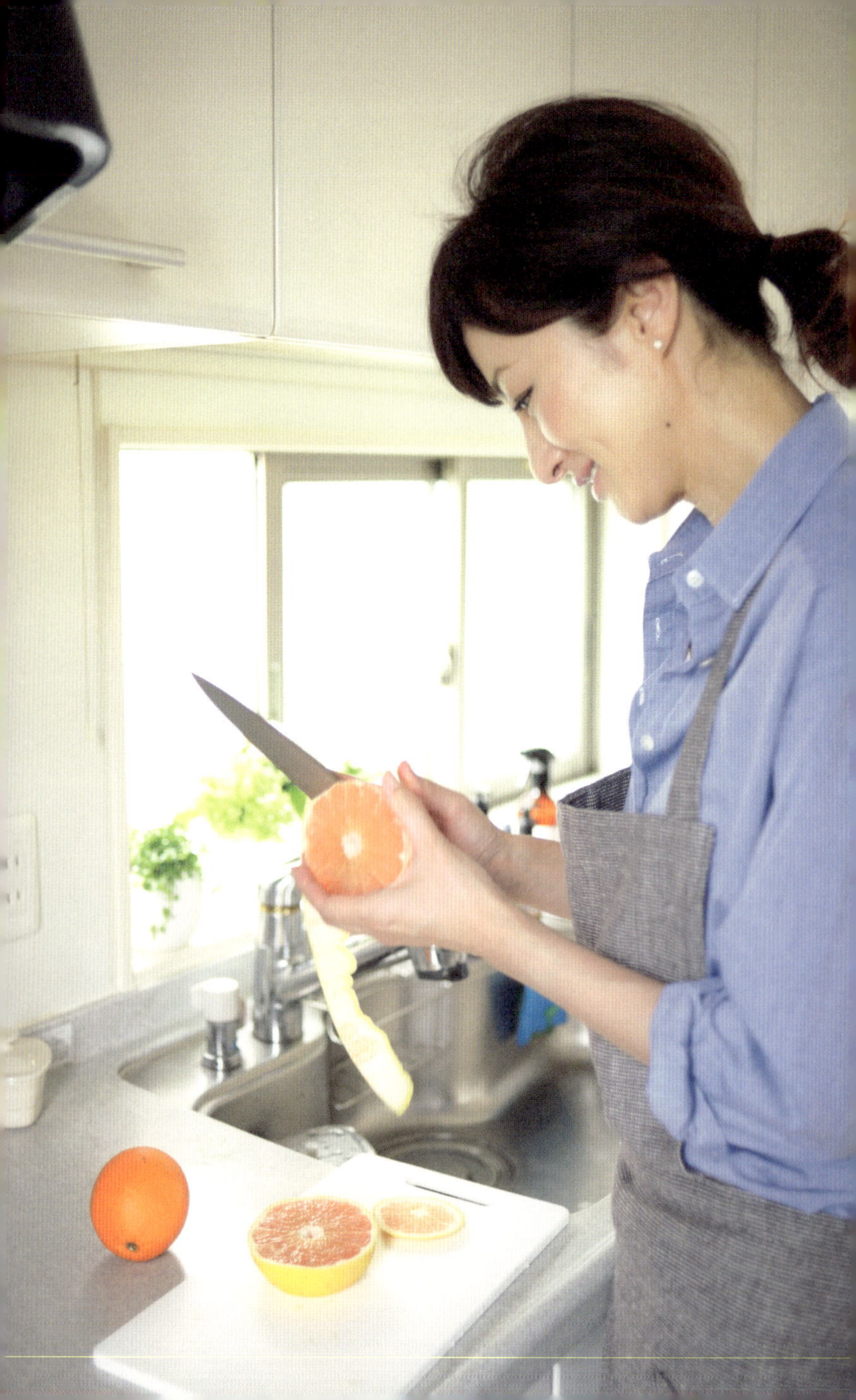

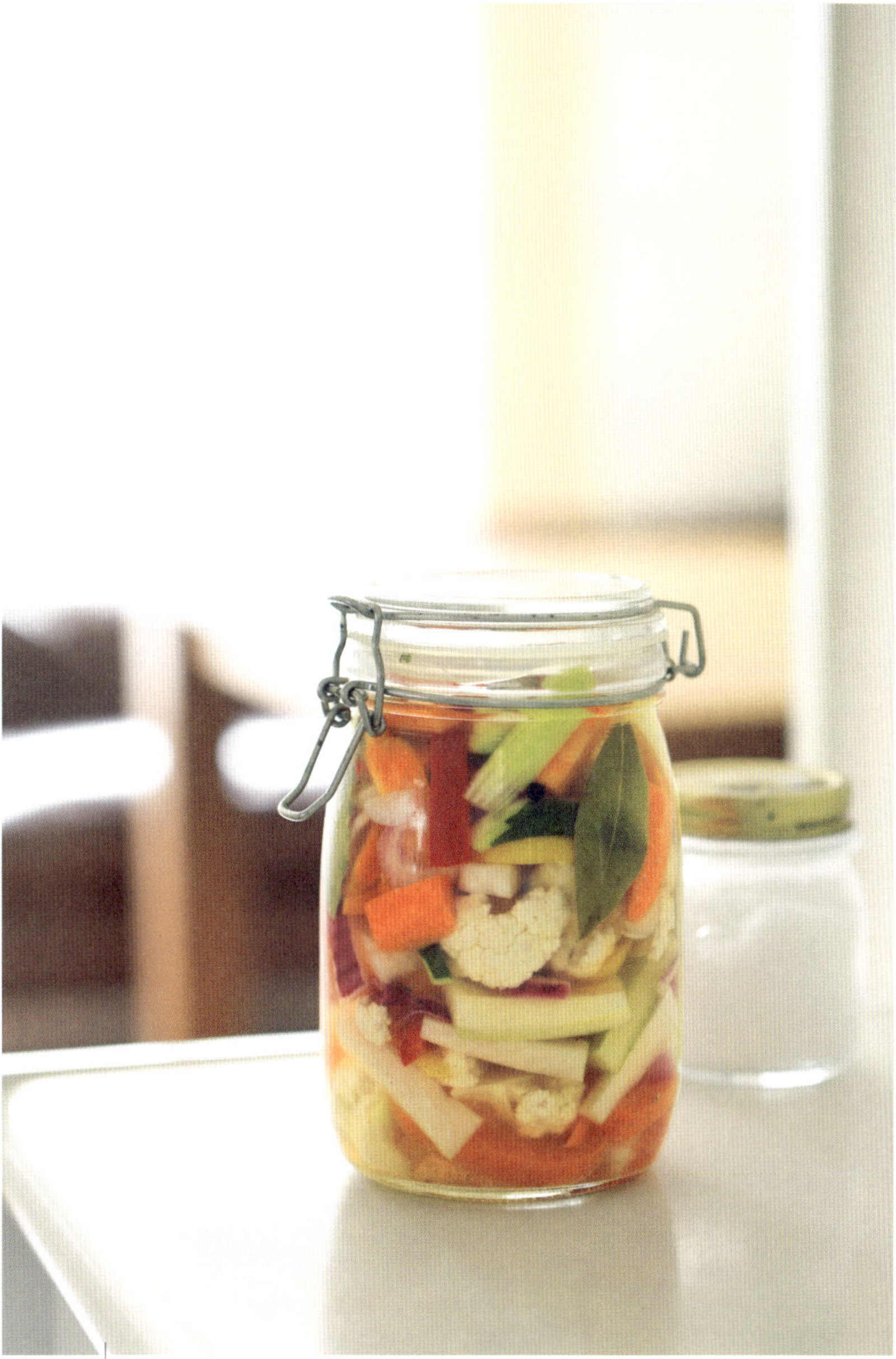

Recipe **17** | レシピは081ページ

1日大さじ1杯の酢で、内臓脂肪を減らす！

夏が近づくと、酢を使った料理のCMが頻繁に流れはじめますね。そのため、夏の調味料という印象があるかもしれません。

酢は、皆さんもよく知るように、疲労回復や食欲増進の効果があります。

そして、美女を作る調味料でもあるんです！

1日大さじ1杯飲むだけで基礎代謝を上げ、新陳代謝を正常にリセット。そのため体内の循環が良くなり、老廃物がたまりにくい&やせ体質に改善してくれるんですよ。

たった大さじ1杯で、です！

また、酢のすっぱさの主成分・酢酸が、疲労&肌くすみの原因である乳酸を分解してくれるので、こまめに摂取することで、美肌に改善。

とはいえ、〝酢を飲む〟のは、ちょっと避けたいので（笑）、私はこまめに料理に使ったり、かけたりして摂取しています。
　とくに油っこいものを食べる際に酢をかけると、酸化した油を中和し、代謝が悪くなるのを防いでくれるんです。ラーメンや唐揚げ、あんかけ焼きそばを食べるときには、必ず酢をたっぷりかけています！

Recipe **17**

夏野菜のお酢煮込みの作り方

なす、パプリカ（赤・黄）、ズッキーニ、れんこんなど家にある夏野菜を食べやすい大きさに切る。鍋にオリーブオイルを熱し、みじん切りにしたにんにくを香りが出るまで炒める。豚肉を加え、肉の色が変わったら先ほどの夏野菜を入れて、油をなじませ、塩、こしょうで調味する。最後に酢を加え、さっと煮込むだけ。

Recipe **18**

ピクルス

耐熱びんの中に、にんじん、パプリカ、きゅうりを入れる。小鍋に、千鳥酢、りんご酢、はちみつを入れて、塩、こしょうをふり、ひと煮立ちさせ、先ほどのびんに注ぐ。粗熱が取れたら、冷蔵庫に入れてひと晩冷やして。疲労回復や食欲増進に効くので、夏はサラダ代わりによく食べます。

千鳥酢

厳選された米を原料に洗米から仕込み、半年もの時間をかけて醸造。キツい酸味ではなく、まろやかな味と香りなので、使いやすいんです。有名料亭、寿司店でも用いられている味。あっという間になくなるので、数本ストックしておくほどです。参考価格610円（税別）（900ml）／村山造酢

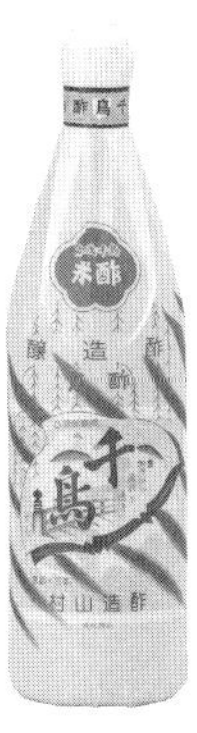

〝本物〟のみりん使っていますか？

テリ、つや、コクと旨みを生み出す、和食に欠かせないみりんですが、実は、日本特有の調味料。ほかの国にはありません。

みりんは、もち米と米麹に、焼酎や醸造用アルコールを加え、熟成させて作ります。アミノ酸、ビタミンB群がたっぷり含まれているため、江戸時代には寝酒としても親しまれ、夏は甘酒と並び、栄養ドリンクとしても飲まれていたそうです。

私も煮物をよく作るので欠かしませんが、みりんには、本みりんのほか、「みりん風調味料」というものがあります。

これは水あめやブドウ糖に、香料などの添加物や化学調味料などを加えて味を調えたもので、みりんとはまったく別物！　美容効果を期待できないどころか、逆にNG調味料ですから、購入する際には気をつけましょう！

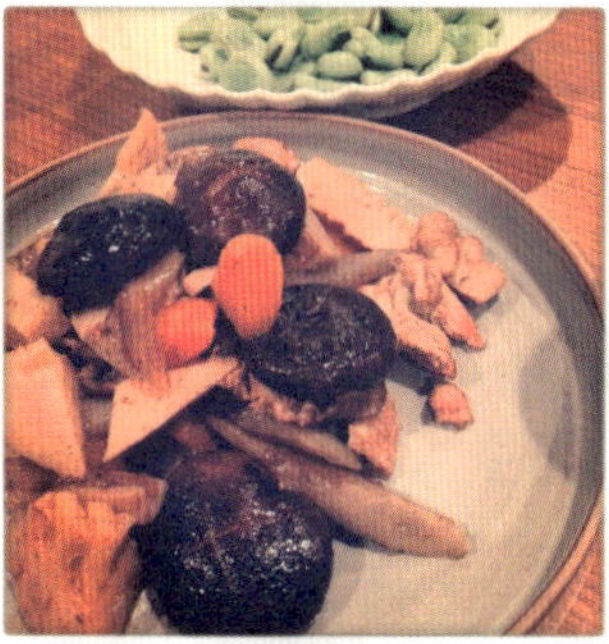

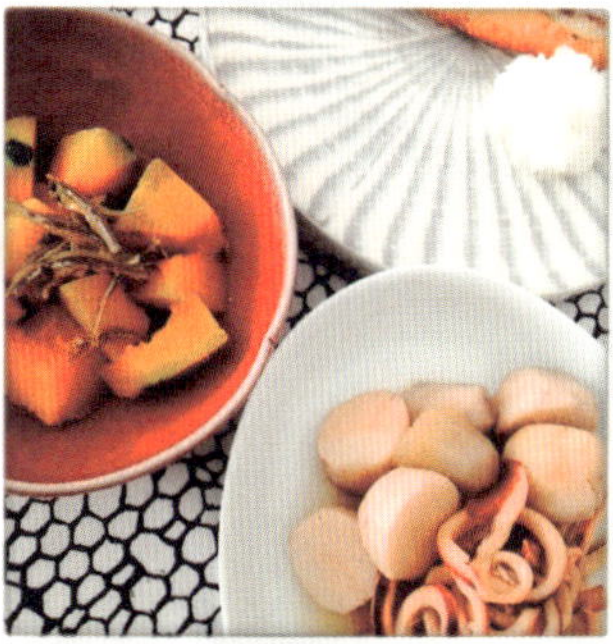

YUKA's COMMENT

気持ちに余裕があるときにこそ作れる和食☆　煮物の味が染みた椎茸が大好き〜♡

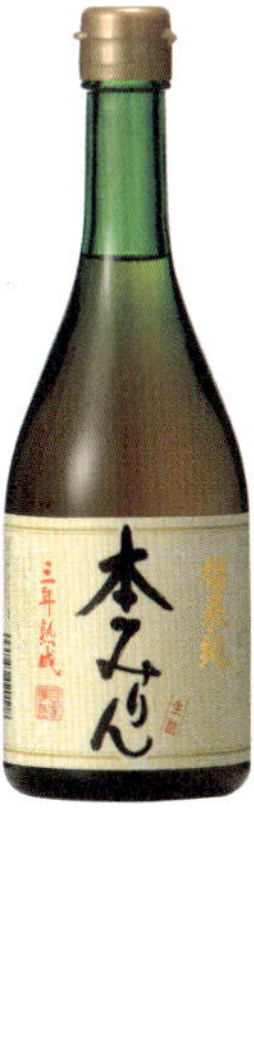

福来純　三年熟成 本みりん

原料は、飛騨古川産のもち米「たかやまもち」を中心に国産米を使用し、米麹、米焼酎のみ。江戸時代から続く伝統的な手法で作られたみりん。3年かけて熟成させているので、深みある甘みと複雑な旨みが美味。料理家の方に薦められてから、これひと筋！　参考価格730円（税別）（500ml）／白扇酒造

富士山からの贈り物♪天然のスペシャルウォーター

いくら化粧水をつけても、肌そのものが潤ってなければダメ！

水は1日800ミリリットルから1リットル飲むようにしています。

まず起き抜けに温水で1杯。寝ている間に滞った血の流れや、老廃物が排出するように、ゆっくりと飲みます。

家にいるときは、エコボトルに入れて、家事の合間にちょくちょく水分補給。

わが家は、天然バナジウム水のウォーターサーバーを使用。

この「天然バナジウム水」は、どこでも採水できるものではなく、日本では富士山界隈でしか採水できないと言われています。それだけにプレミアム！

バナジウムとはミネラルの1種。老化を招き、しわやたるみの原因になる活性酸素を排除してくれる作用があります。それ以外にもデトックス効果、脂肪燃焼促進などがあるそうです。

また、女性が年とともに失いがちな亜鉛や酸素を含むのもうれしいところ。軟水なので、なめらかで飲みやすく、料理に使ってもおいしく仕上げてくれますよ。

でも、私がこの水を使っている何よりの理由は、毎月、品質がきちんと検査され、ホームページ上で公表されていること。放射性物質についても検査しているので、子どもたちに安心して飲ませられるんです。

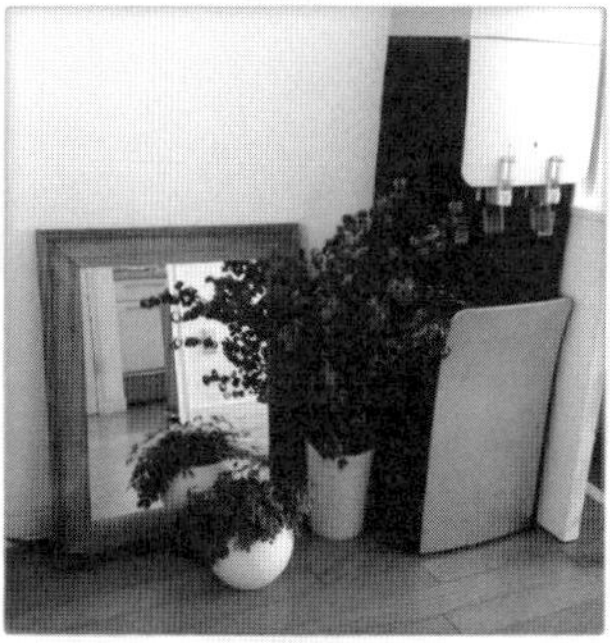

フレシャス ウォーターサーバー

ボトルではなくパックで届くので、女性でも付け替えが簡単♪　飲み終わったあと、空ボトルが場所を占領しないのもうれしい。
ウォーターサーバーレンタル無料／1パック7.2ℓ／1,080円（税別）／フレシャス

あのにおいに負けないで！パクチーは抜群のデトックス&アンチエイジング食材

パクチーはセリ科の植物。

「香菜《こうさい》」と書き、「シャンツァイ」と呼ばれることも。これは〝生〟で使うときの呼び方。

一方で、パクチーの果実や葉を乾燥させ、香辛料として使うものは「コリアンダー」といわれています。

香りが強烈なため、嫌いな人も多い食材ですが、実は美容・健康効果の高いビタミン類を多く含み、まさに〝あの香り〟が食欲や消化器官を活性化させるのです。

そして、何よりもうれしいのがデトックス効果。

私たちは普通に生活しているだけでも、水銀や鉛などの金属を体の中に溜め込んでいます。とくに日本人は、魚を食べる機会が多いので、他民族に比べて、体内に多く金属を溜め込んでいるんですよ。

金属は体内にたまると血流が悪くなり、クマや吹き出物など肌トラブルを起こしたり、フケなどの頭皮トラブルの原因に！

パクチーは、この金属を体の外に排出してくれる働きが。

さらに、パクチーの抗酸化作用のパワーは、大豆の10倍ともいわれています。

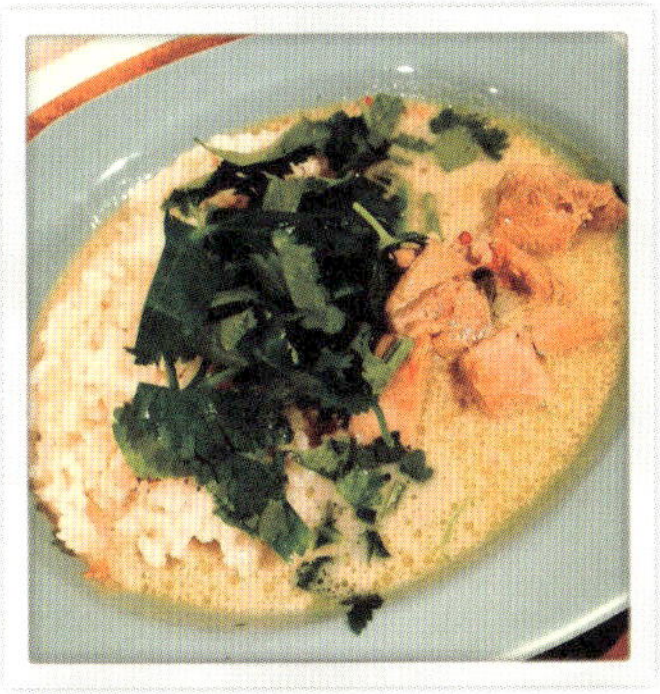

YUKA's COMMENT

東京のスーパーマーケットでも、すっかり手に入りやすくなったパクチー。うちでもよく作るヤムウンセンなどのエスニック料理にはもちろん、たらこスパゲッティにかけるのもおいしいですよ。

マエノリちゃん（モデルの前田典子さん）から「おいしいよ！」と教えてもらった、いなばのタイカレー缶。1人家ランチでいただくときにも、パクチーをどっさりのせます。

ほうじ茶の香りでストレスをリセット

朝起きて白湯を飲んだら、次に温かいお茶を1杯飲んで体を温めて、酵素ジュースやグリーンスムージー、ヨーグルトなど常温〜冷えたものを食べるようにしています。

以前はこの朝のお茶は緑茶だったのですが、栄養士の先生から「毎日だと胃に負担がかかるから、ほうじ茶にしたら？」と言われ、最近は、ほうじ茶に切り替えました。

ほうじ茶は緑茶を焙煎したもの。だからカフェインもあります。ただ、緑茶ほど渋味がなく、独特の香ばしさがあり、口当たりがやわらかいので、子どもたちにも飲ませていますよ（もちろん飲みすぎは禁物）。

また、ほうじ茶は緑茶と同様、脂肪吸収をブロックするカテキンが含まれています。だから、クリームこってりのお菓子や揚げ物を食べるときにも欠かせない、頼もしいパートナー。抗菌作用にも優れているので、毎日飲むことで風邪予防にもなります。

でも私が何よりも期待しているのは、ほうじ茶のアロマによるリラックス効果。

今、ストレスを抱えていない女性など、いないはずです。

ストレスはコルチゾールというホルモンを発生させ、女性の美と健康を害します！

でも、総じて、日本人女性はストレス発散がとても苦手……だから、ほうじ茶の力を借りるんです♪

あの香りは、脳にリラックス効果を与えてくれると言われています。カフェインも少ないので、寝る前に温かいほうじ茶を1杯飲めば、心がリラックス。眠りも深くなり、美肌効果もアップすること間違いなしです！

YUKA's COMMENT

緑茶を淹れる湯の適温は70～90度で、高温で淹れると渋味が出てしまい、風味が飛んでしまいます。ほうじ茶は、沸かしたての湯で淹れた方が香りが引き立ちます。

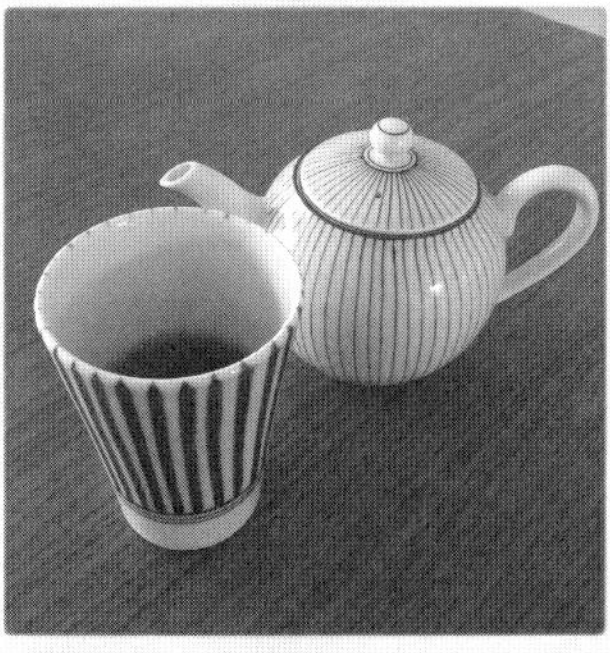

ほうじ茶

私は1717年創業の京都の茶舗「一保堂」のほうじ茶が気に入っています。いろいろ飲みましたが、香りの良さはダントツ！　他のほうじ茶が飲めなくなる罪なおいしさ。

COLUMN #2

短期決戦
マエユカ式ダイエットプログラム、伝授します！

年末年始など、ハメをはずして食べ過ぎてしまったとき、食事をダイエットメニューに切り替えます。やせたいがために〝食べない〟というのは、いちばんダメ！〝食べない〟なんて続けられるわけがないし、気持ちも体ももたなくなります。きちんと食べながら体を動かし、体重を落としましょう！

急遽ダイエットしたい人は以下のメニュープログラムをまず3日試してみてください。これは私にとっても、〝レスキュープログラム〟。確実に体が軽くなりますよ♪

朝：白湯を飲んだあと、手作り酵素ジュースをグラス1杯。ジュースの材料は、りんご、小松菜、キウイ、グレープフルーツ。この組み合わせは、抗酸化に効き目があります。

昼：好きなものを食べます（とはいえ、ラーメンや揚げ物は高カロリーなのでダイエット中はがまん！）。

ただし食前に必ず豆乳をチャージ。豆乳に含まれている〝大豆サポニン〟という成分が代謝を促してくれるのと、1杯飲むことで空腹が満たされるので食べすぎ防止になります。そして、午後はできる限り歩きます（家にいるときは、家事をどんどんこなし、体を動かします）。エレベーターやエスカレーターは、もちろん使いません！

夜：食前に生搾りジュース（17ページ）を飲み、食物繊維を体内に入れます。こうすることで、脂肪や糖質の吸収を緩やかにしてくれます。

夕食は、「豚もも肉とレタスの蒸し煮」を。ポン酢に大根おろしをたっぷり入れていただきます。この際、使う大根おろしは、すったあと電子レンジに軽くかけ、温めます（ただしあまり長時間電子レンジにかけないこと。摂りたい酵素がなくなってしまいます）。なぜなら大根は体を冷やす食材。私のようにそもそも冷え性の人が食べてしまうと血流がもっと悪くなってしまうので、温めてからいただきます。

物足りないときは、おかゆをプラス。少量で満腹感が得られ、消化もいいですよ。

YUKA's COMMENT

大根は分解酵素が豊富！　生食することで消化を助けるので、普段の食事にも取り入れるといいですよ。そして、食事のいちばん最初に食べるのが理想！

第2章

美容効果は別腹！美を追加チャージする食材たち

甘酒アレンジ

甘酒について詳しくは96ページ

周りに聞いてみても、「甘酒が苦手！」という人は
意外なほど多いんです。
そこで、マエユカ式、甘酒がぐっと飲みやすくなる
アレンジレシピをご紹介します！

Recipe **19**

甘酒のミルク割りの作り方

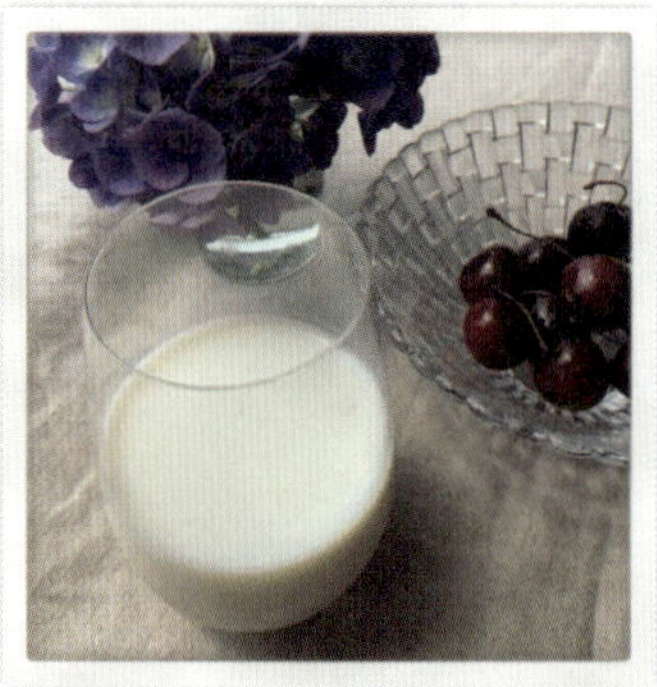

グラスの甘酒と牛乳を半々くらいの分量で入れる。

YUKA's COMMENT

ぐっとまろやかになって飲みやすくなります！

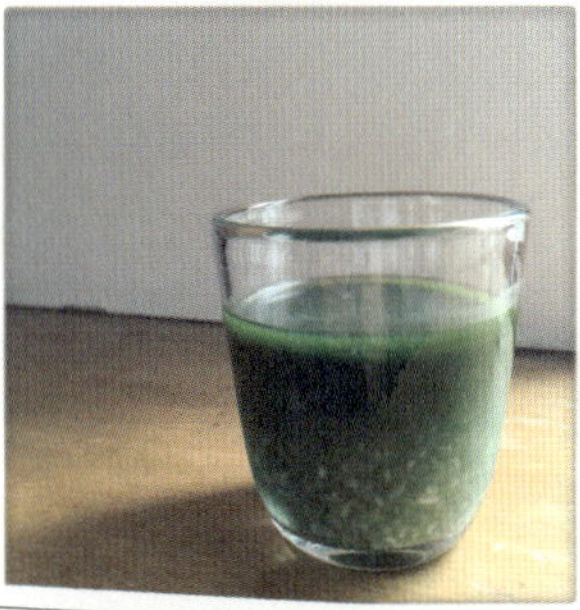

Recipe 20

グリーン甘酒の作り方

市販の青汁の粉末を甘酒に混ぜるだけ。

YUKA's COMMENT

今の青汁は苦味のないものがほとんどですが、でも甘酒に混ぜることでえぐみもなくなり、子どもも飲める味に！　これで野菜の成分も摂れるので、朝におすすめの1杯です♪

YUKA's COMMENT

これは目の疲れがひどいときや、夏場のロケで紫外線に長時間当たったときに飲むと、翌日、効果てきめん！　甘酒の栄養と一緒にブルーベリーのアントシアニンパワーも摂れるビューティードリンクです♪　ダイエット中のデザートとしても満足できる1品

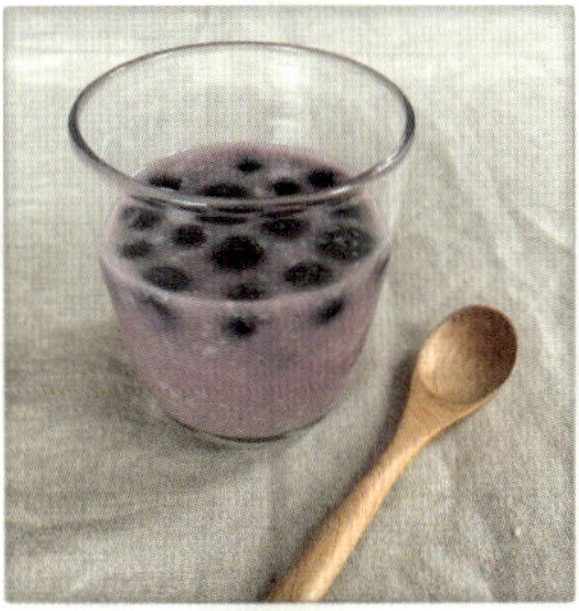

Recipe 21

ブルーベリー甘酒の作り方

グラスに冷凍ブルーベリーを入れ、甘酒をそそぐ。

甘酒は日本が誇るべき、パーフェクト美容ドリンク！

ビタミンB1、ビタミンB6、アミノ酸、葉酸、食物繊維、オリゴ糖……etc。
甘酒の中にはこれらの美の栄養素がぎっしり!!
それだけに「飲む点滴」といわれています。
そんな甘酒、日本では古墳時代から飲まれていたという、まさに〝奇跡のドリンク〟！
江戸時代には、夏バテ防止の飲み物として、庶民の間で大流行したそうです。
私も最初は、人から勧められたのがきっかけでしたが、その効果にびっくり！
疲れた日に飲めば、翌朝の目覚めが違う！
肌のハリも良くなったし、明らかに肌色がワントーン明るくなっている！
そして驚いたのは、免疫力アップ。
子どもがインフルエンザにかかってしまったとき、「そうだ、予防に甘酒」と飲んだところ、腸内環境が改善されて免疫力が上がったせいなのか、たっぷり接触&真横で看病していたにも関わらず、インフルエンザがうつらなかったんです!?

また、よく酒造の人の手は、きれいといいますよね。

それは甘酒の原料である麹に、シミや美白に効く麹菌がたっぷり含まれているから。そして甘酒には、肌を活性化する働きのあるビタミンB2もたっぷり! 他にも肌を健やかに保つビオチンという成分も入っていたりして……飲めば、明らかに肌の色もハリも違ってくるはずです!

しかも甘酒には9種類もの必須アミノ酸まで入っている。

乾燥肌対策にも高い効果を発揮してくれるんです。

今、さまざまな甘酒が売られていますが、私は酒粕ではなく、米麹から作られたもので、加糖していないナチュラルなモノを選んでいます。

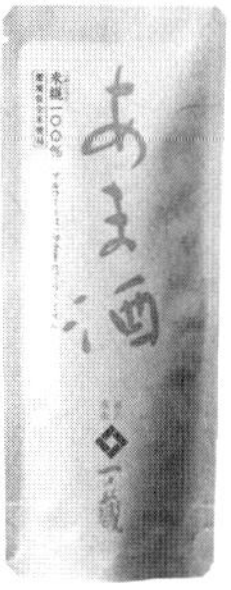

一ノ蔵のあま酒

原料米には減農薬、減化学肥料栽培の環境保全米を使用。昔ながらの製法で製造し、糖類、食塩、保存料などは一切使用していません。アルコール分は全く含まれていないので、子どもたちにも飲ませています。150円(税別)(130g)/一ノ蔵

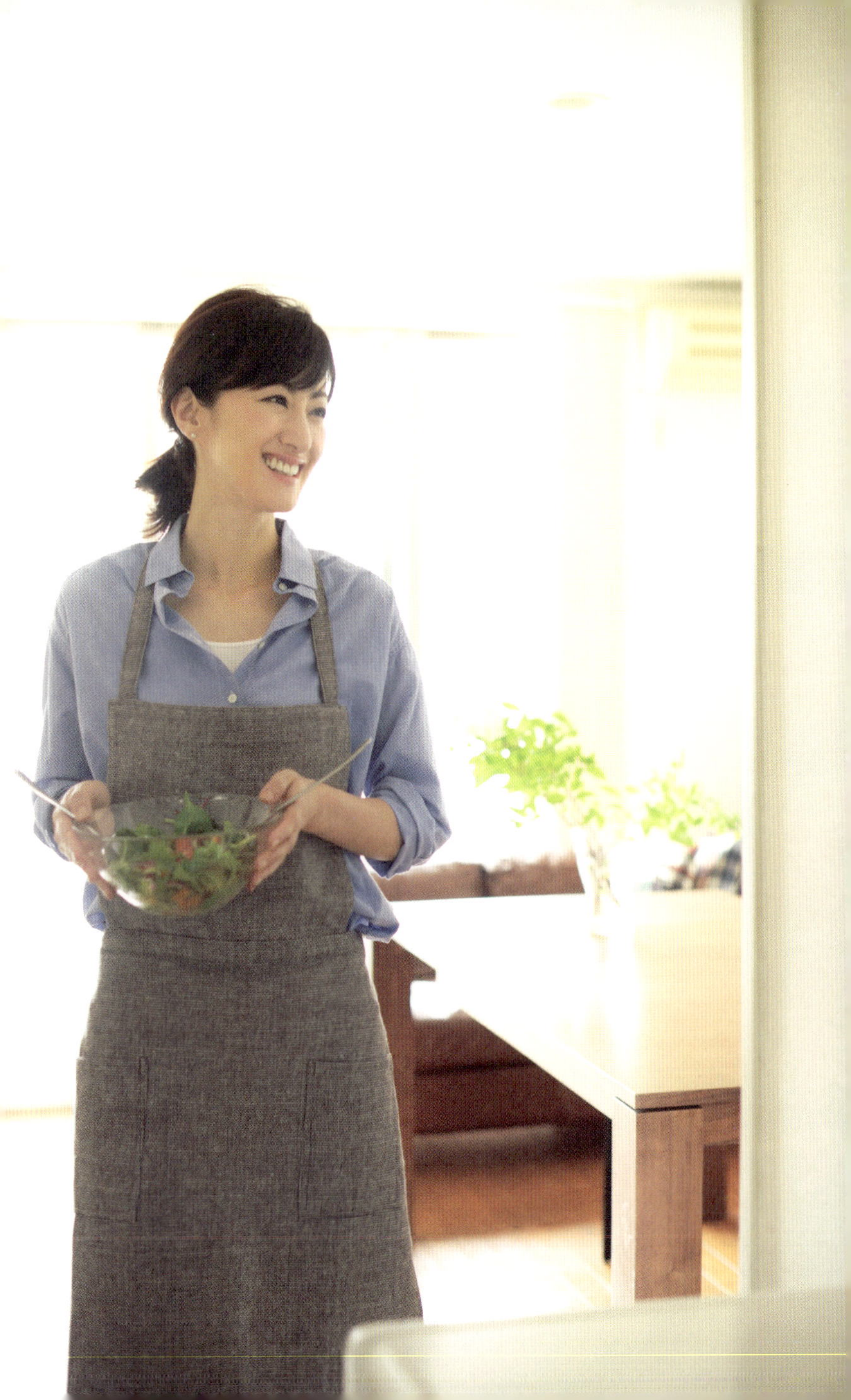

サーモンについて詳しくは100ページ

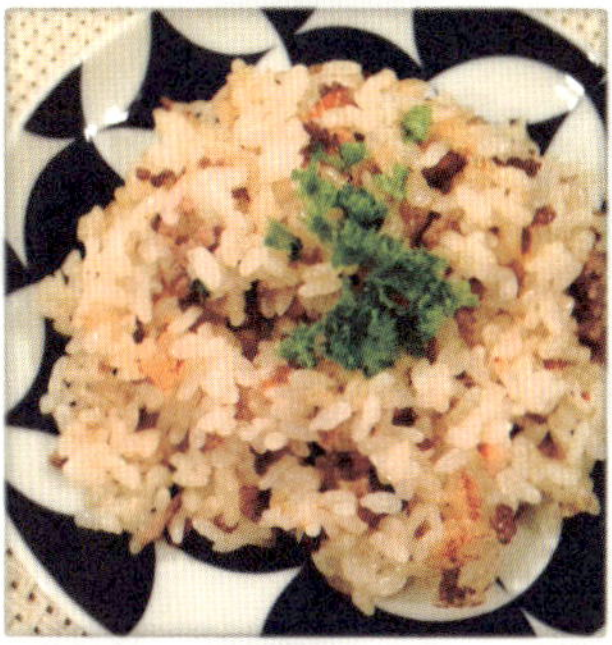

Recipe **19**

マエユカ式サーモンの炊き込みごはんの作り方

米2合に対し、サーモン1尾を加えて、あごだしとみりん各大さじ1としょうゆ大さじ3を加えて炊きます。にんじん、グリンピース、油揚げなど一緒に炊いて具だくさんにしても。

Recipe **20**

簡単！サーモンのホイル焼きの作り方

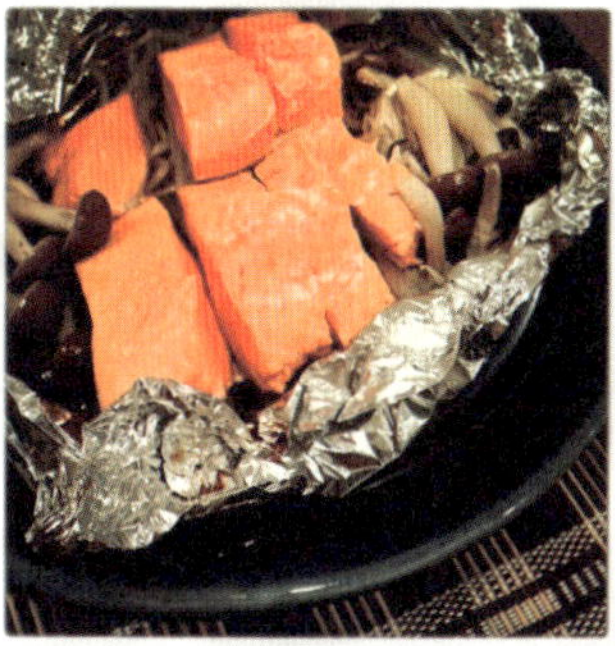

アルミホイルにバターを塗り、サーモン、にんじん、えのき、しめじなどを入れ、塩、こしょうして閉じる。フライパンで焼き、食べる際には、あさつきのみじん切りを散らし、レモン＆ポン酢をかけていただく。

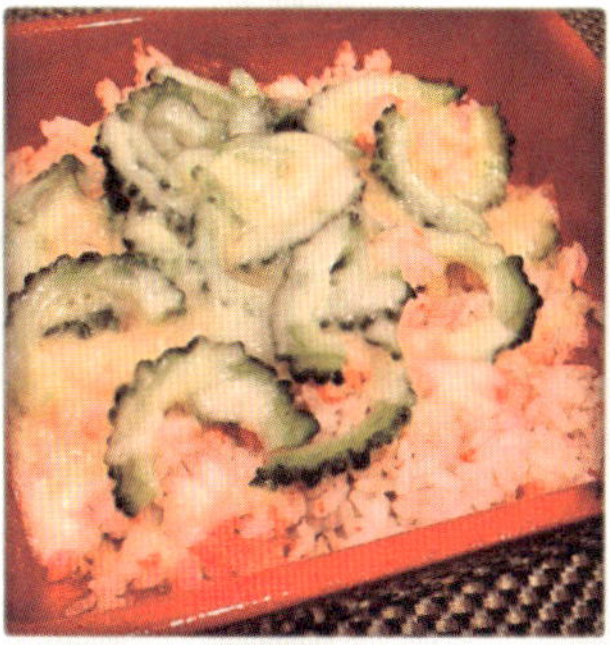

Recipe **21**

サーモンとゴーヤのジンジャードリアの作り方

ごはんにほぐしたサーモンと刻んだしょうがを混ぜ込み、薄切りにしたゴーヤとチーズをのせてオーブンへ。200度で約15分焼く。

エイジレス美女は、サーモンを週2で食べる！

国際的に活躍する栄養コンサルタントのエリカ・アンギャルさんが、「美しくなりたい人は、とにかくサーモンを食べなさい」と言っているのは、美容好きの女性の間では有名な話。

うわさでは、ミス・ユニバースの合宿の食事では、1日2回、必ずサーモンが出されると聞きます。それだけ効果が期待できるという証拠ですよね！

サーモンは、細胞の老化を遅らせるオメガ3脂肪酸と、抗酸化作用がビタミンEの1000倍あるアスタキサンチンが豊富な食材の1つ。

まさに美とアンチエイジングの味方なんです！

アスタキサンチンは天然の色素の1種で、サーモンのあのピンク色は、この色素によるもの。体の活性酸素を除去するだけじゃなく、メラニンの生成を抑制する作用もあり、美白にも効果があるんです。ただしこの色素は、焼きすぎるとなくなってしまうので、焼き鮭は、焼きすぎないように注意を。また、ビタミンCと一緒に食べるとより効果を得られるので、焼き鮭にはレモンをギュッと絞って、がお約束♪

また、サーモンの皮はコラーゲンが豊富！

このコラーゲンは、話題の「マリンコラーゲン」と言われるもので、牛や豚から摂れるものに比べ、タンパク質が分解されやすく、消化・吸収に優れています。「食べることでダイレクトに効く!!」そう思って、せっせと皮も食べています。

サーモンの皮は食べない人も多いと思いますが、これを聞いてしまったら残せませんよね（笑）!?

また、もっと効率良く食べてきれいになりたいときは、食べ合わせも考えて。

たとえば、大豆を一緒に食べれば、大豆のイソフラボンが組織中のビタミンD量を増やす&肌細胞の成長を促進するため、肌荒れやくすみ肌を解消するのに効果的です。

また、トマトとサーモンのカップリングはダブルで美白に効果的。小松菜とチーズを合わせてサーモングラタンなどにすれば、これまたビタミンCとビタミンB2がプラスされた美肌食になりますよ！

豆乳でホルモンバランスを整え、大人ニキビを撃退

豆乳には、女性にうれしい大豆イソフラボンがたっぷり！

大豆イソフラボンは、女性ホルモンである「エストロゲン」と似た働きをするため、摂取することで、肌に潤いやハリが生まれ、コラーゲンの生成を促してくれるんです。

しかもビタミンも豊富なので、美肌効果抜群。

さらには良質なたんぱく質ながらも、低カロリーで、コレステロールゼロ！

だから豆乳ダイエットもとても効果的です。

やり方は、食前に豆乳をコップ1杯飲むだけ。豆乳が満腹中枢を刺激するため、自然と食べる量が減ります。また、脂肪の吸収を抑え、基礎代謝を高めてくれるので、〝やせやすい体〟にシフト！　私は朝、豆乳と酵素ジュースを飲んでおくと、その日1日、食欲が落ち着く気がするので、この2つは必ず飲むように習慣化しています。

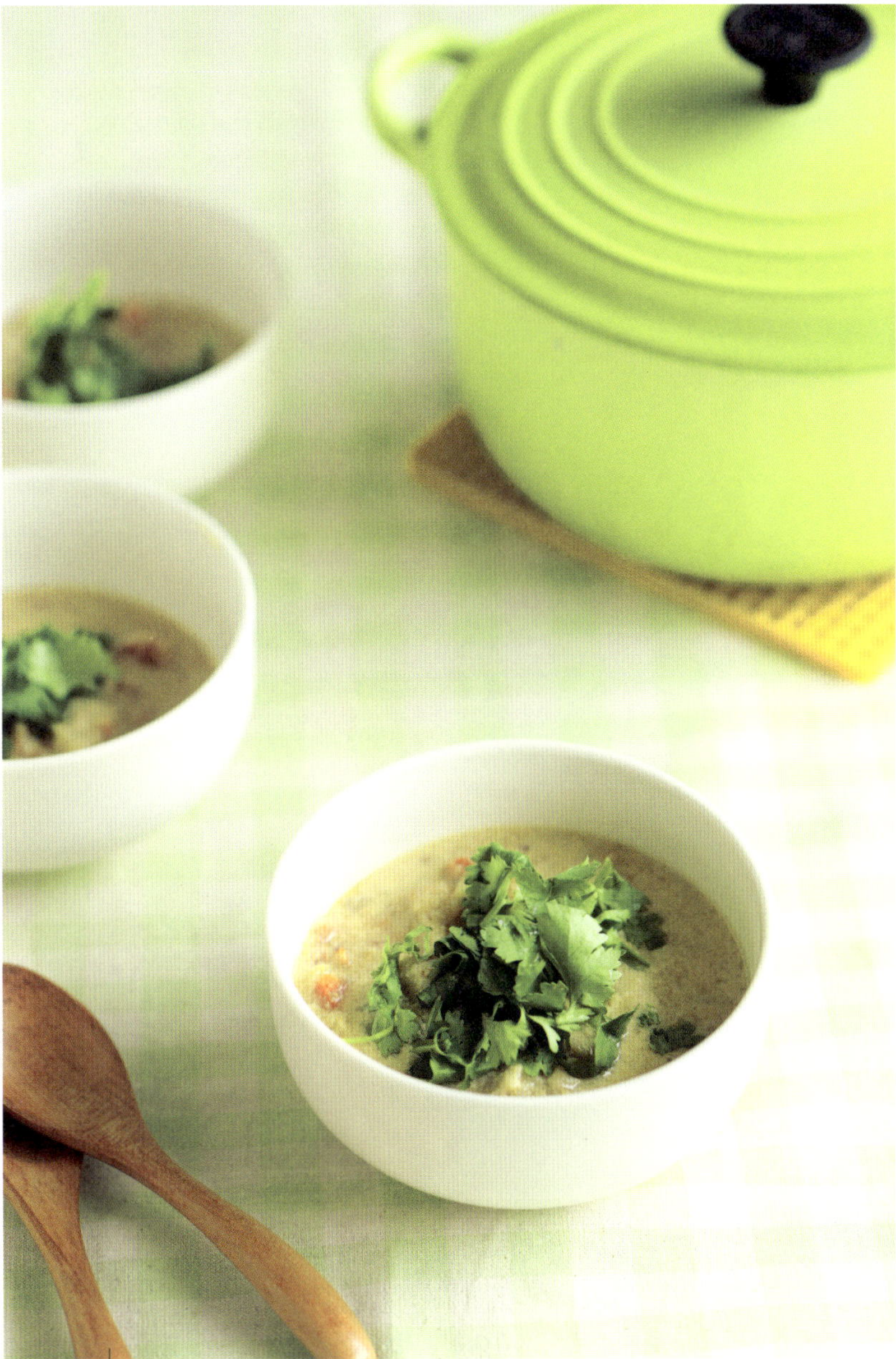

Recipe **22** ｜ レシピは105ページ

また、「豆乳はホルモンバランスを整えてくれる」と聞いたので、生理前1週間からこまめに摂取するようにしてみました。

すると……生理の症状が軽い!?

しかも、生理中に出やすい大人ニキビもできない！

……ところが私、豆乳があまり得意ではないんです……。

今まで何度も人から勧められましたが、なかなか飲めなくて……！

クセのある無調整豆乳なんて、とんでもない！

でも私と同じように、豆乳の美容効果を知ってはいても、苦手という人は多いはず。ここで紹介する豆乳飲料は、苦手な私でも飲めた〝ファイナルアンサー〟です。

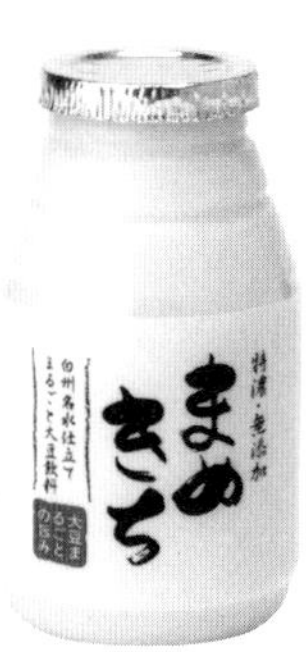

まめきち

大豆のすべてをあますことなく活かした「まめきち」は、従来の豆乳に含まれていない「おから」も入っているんです。だから食物繊維がたっぷり！　150円（税別）（150ｇ）／白州屋まめ吉

Recipe **22**

豆乳エスニックスープの作り方

フライパンにごま油を熱し、にんにくとすりおろししょうがを炒め、香りがたったら、みじん切りにした玉ねぎ、長いも、にんじんを加え、炒めます。塩、こしょうで調味したあと、豆乳を入れて味噌をとき、仕上げにナンプラーを入れて。豆乳は沸騰させないように注意を！

YUKA's COMMENT

生姜とにんにくで体を温めてぽかぽか。豆乳と味噌でエイジングにも効果なエスニックスープです。

朝酵素2年目。末端冷え性改善、進行中！

酵素とは、消化・吸収・代謝・排泄など、人間が生きていくうえでの大切な働きを担う物質で、実は3000種類以上あるとか！　その中でも美と健康に大切なのが、代謝酵素・消化酵素・食物酵素の3つ。

代謝酵素と消化酵素は人間の体内で製造されるものですが、これが〝数量限定生産〟なため、食物に含まれる食物酵素を体内に取り入れて補わなければなりません。

酵素の多い食物というと、大根、にんじん、セロリ、レタス、バナナ、アボカドなどがありますが、忙しいときや外出先で、これらをたっぷり生で食べるのは、不可能です。

だから私は酵素ドリンクを活用中♪

酵素は体内に入り、乳酸菌や麹菌などによって分解されたあと、ビタミン、ミネラル、タンパク質などが体内で吸収されやすい形に変化します。だから朝いちばんに飲むのが効果的！　私は起きぬけにまず白湯↓ほうじ茶を飲んだ後、生きた酵素を飲み、そのあと豆乳で良質なたんぱく質をチャージ。おかげで朝から元気に過ごせています。

私自身、もう2年続けていますが、いちばん得られた効果は冷え性改善！

夏でもちょっと冷房が強いスタジオに入ると足先からゾクゾクとしたものですが、それが酵素を飲むようになってから気にならなくなり、前よりも明らかに改善されています。そのおかげで、顔色もとてもいいんですよ！

だから、ちょっと甘い飲み物がほしくなったときには、ジュースは飲まず、代わりに酵素を飲むようにしています。

なぜならジュースは、目に見えないだけで砂糖の塊！　冷たさで甘さをあまり感じないかもしれませんが、500ミリリットルのペットボトルに、スティックシュガー10〜11本分の砂糖が入っているのです！

確かに酵素ジュースも砂糖を使っていますが、発酵する際、酵素によってブドウ糖などに分解されるので、心配はいりません。とはいえ、カロリーはそれなりにあるので、飲みすぎは禁物です。

Koso Collections

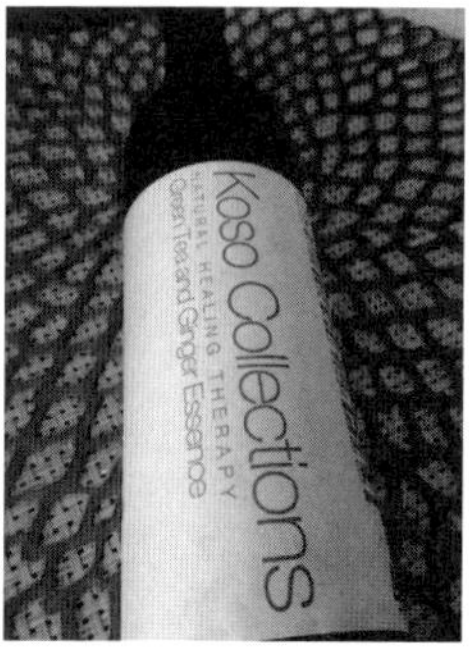

「ザ・デイ・スパ」でお取り扱いのあるこの酵素。スパで施術を受けているときにいただいたのですが、あまりのおいしさにお取り寄せ♪　そのまま原液で飲むこともあれば、ウォーターサーバーの水（84ページ参照）で薄めたり、満足感を得たいときは無糖の炭酸水で割っています。100種類以上の野菜と果物酵素に加え、"温め食材"であるしょうがやざくろ、沖縄黒糖が入っているのがうれしい！　食べ過ぎてしまった日の翌朝は、酵素のみでプチファスティングをすることもあります。これは栄養価が高いので、1杯で大満足♪　6,500円（税別）（500ml）／ザ・デイ・スパ

ごちそう酵素

今までさまざまな酵素を試してきました。でも、どろどろしていて飲みにくかったり、においがすごかったり、そもそもおいしくなかったり……いくら美容に効いてもおいしくなくちゃ続けられませんよね。そしてやっとたどり着いたのがこれ。私にとって、理想の酵素でした！　さらりとした飲み心地で、味もとってもフルーティ。まさに「おいしいから続けられる」酵素なんです。あまりに気に入り、今や5本目に突入中！　選び抜かれた野菜とフルーツ、そして野草もブレンドされており、61kcal／100mlと低カロリーなのもうれしい。7,000円（税別）（710ml）／ティーグラウンド

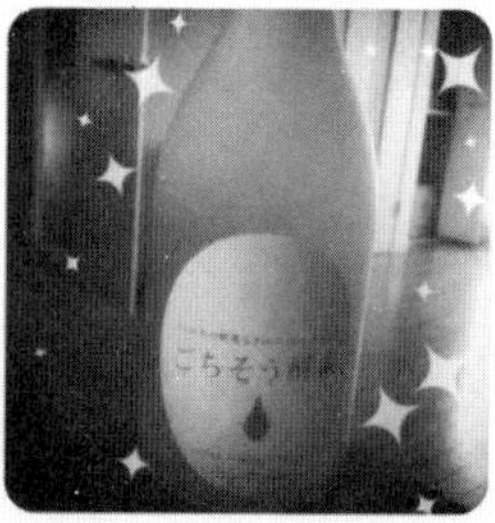

＼こちらも便利♪／

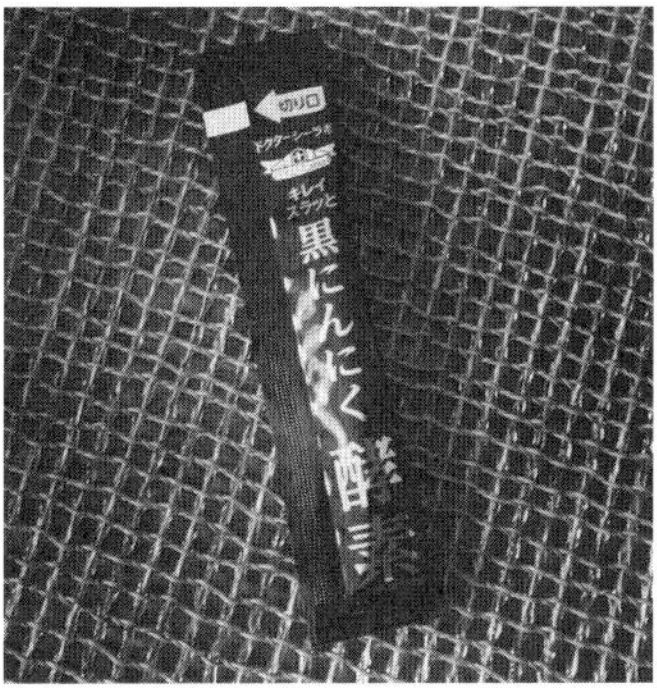

黒にんにく酵素スティック

こちらはスティックタイプなので、ポーチにいつもしのばせています♪　黒にんにくは、普通の白にんにくを発酵・熟成することによって黒くなったにんにくのこと。この酵素は、10年以上熟成させたものを配合。そのほか唐辛子やしょうが、高麗にんじんなどの野草、野菜、果物、海藻を86種類使用。気になるお味ですが、まるでプルーンみたい！　私はそのまま食べていますが、ヨーグルトにかけてもいいと思います！　4,700円（税別）（6g ×30包）／ドクターシーラボ

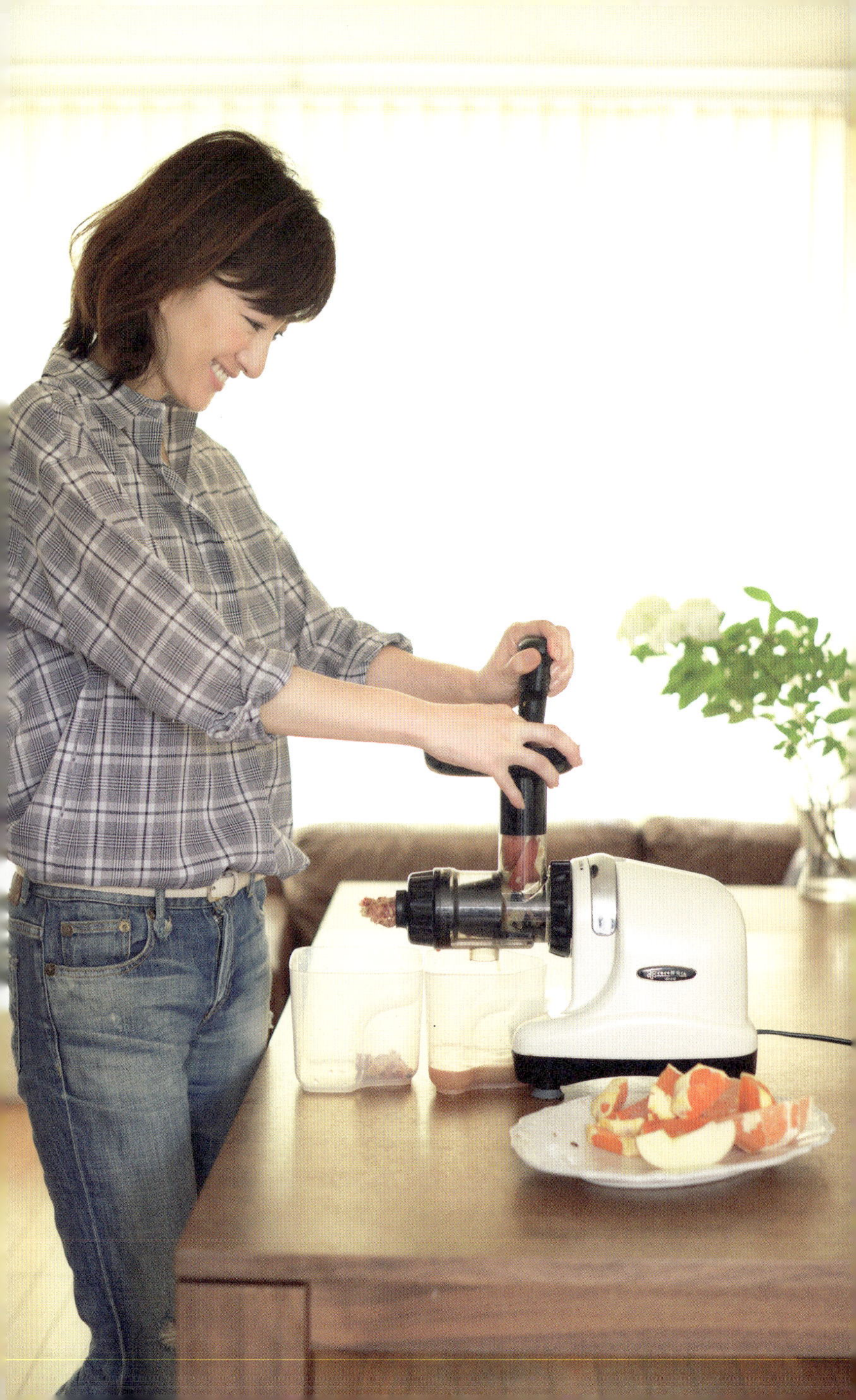

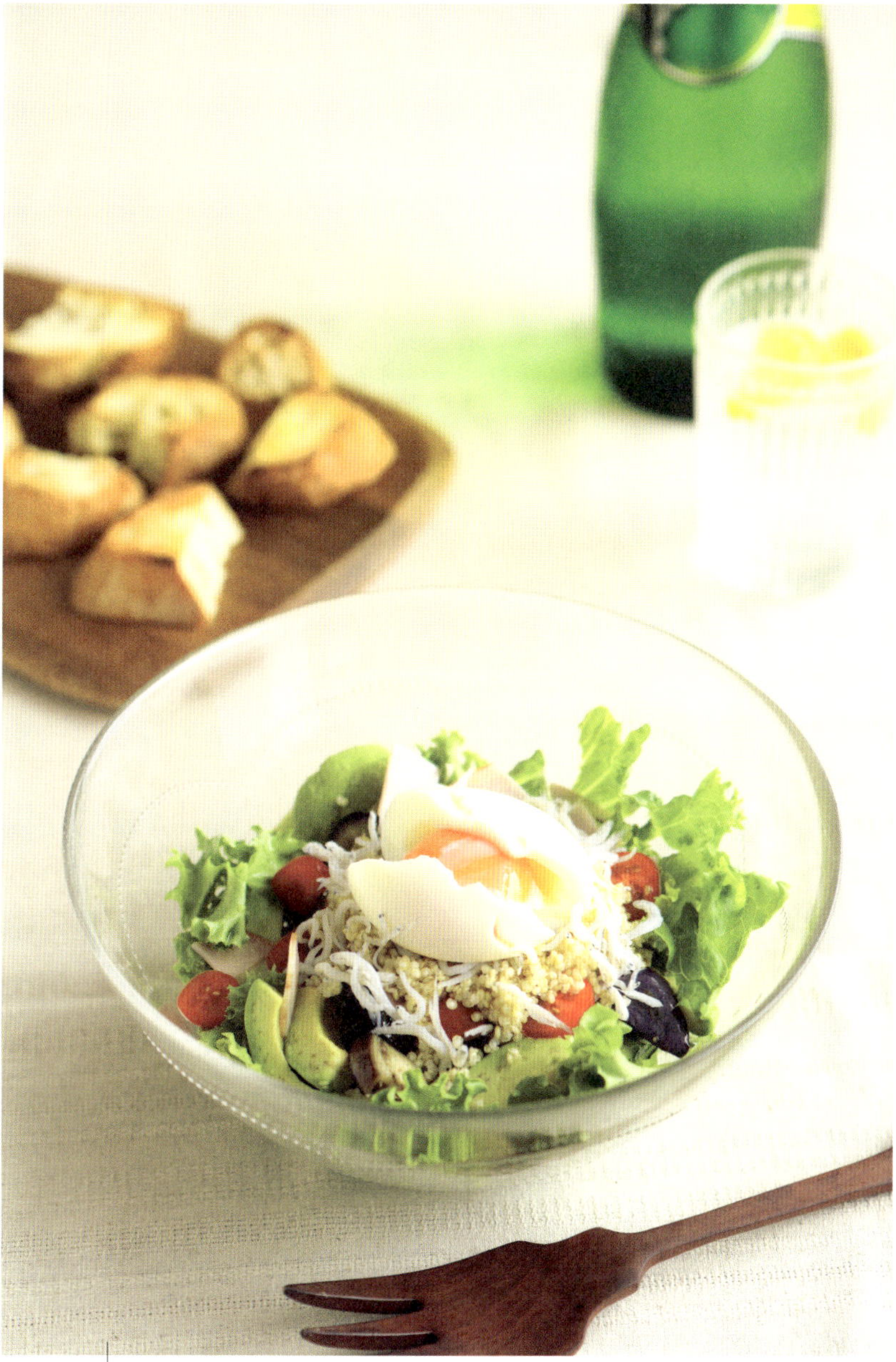

Recipe **22** レシピは113ページ

ハリウッドセレブたちを虜にする、スーパー美容食材・キヌア

ミランダ・カーにビヨンセ、アンジェリーナ・ジョリー……名だたる世界の美女たちが、食事に取り入れているキヌア。

南米アンデス地方で、5000年も昔から栽培されている穀物です。

「キヌア」とはケチュア語で、「穀物の母」を意味するそう。

名前からして、いかに栄養豊富で万能な食材か想像がつきますね！

食物繊維豊富で女性に優しい鉄分はもちろん、たんぱく質もたっぷり。また、コラーゲン生成に欠かせず、食事からしか摂ることのできない必須アミノ酸もバランスよく含んでいます。

そのためダメージを受けた組織を修復してくれる作用があり、肌荒れや年齢とともに元気がなくなった〝へたれ髪〟の再生に効果を発揮してくれるんです！

ぷちぷちとした食感で、噛めば香ばしさを感じるキヌア。クセのない食材なので、サラダにスープに入れて楽しめますよ。

いちばん簡単なのは、ごはんに入れて炊いてしまうこと。

自分の美容のためはもちろん、成長期の子どもたちにも食べさせたいので、ときどきごはんに入れて、一緒に炊いています。↑ただし、あまり頻繁に入れると、〝白米好き〟の子どもたちからクレームが……（汗）。

Recipe **22**

キヌア入りパンサラダの作り方

一口大に切ったバゲット、アボカド、焼きなす、トマト、ゆで卵、ハム、しらす、そしてキヌアをレモン汁と岩塩、オリーブを混ぜたドレッシングで和えるだけ。キヌアはビタミン類と一緒に食べるとより効果を発揮するので、たっぷりの野菜と一緒にいただきます！

YUKA's COMMENT

キヌアの戻し方はいろいろありますが、私は簡単な方法で。お米同様、さっと洗い、鍋にたっぷりの水とキヌアを入れます。そこから15分火にかけるだけで完成です。

ビューティバーについて詳しくは115ページ

YUKA's COMMENT

ビューティーバーに、フリルレタス、きゅうり、トマトに、崩したゆで卵とナッツを散らしたサラダ（種を取った梅干し、マヨネーズ、オリーブオ イルをフードプロセッサーなどにかけ攪拌したソースをかけていただく）を合わせる朝食は、最近のお気に入り♪　フルーツをのせたグラノーラを用意するとなると、“ひと手間”ですが、ビューティーバーがあれば、サラダを添えるだけ！　簡単にバランスの取れた1食が可能になります。

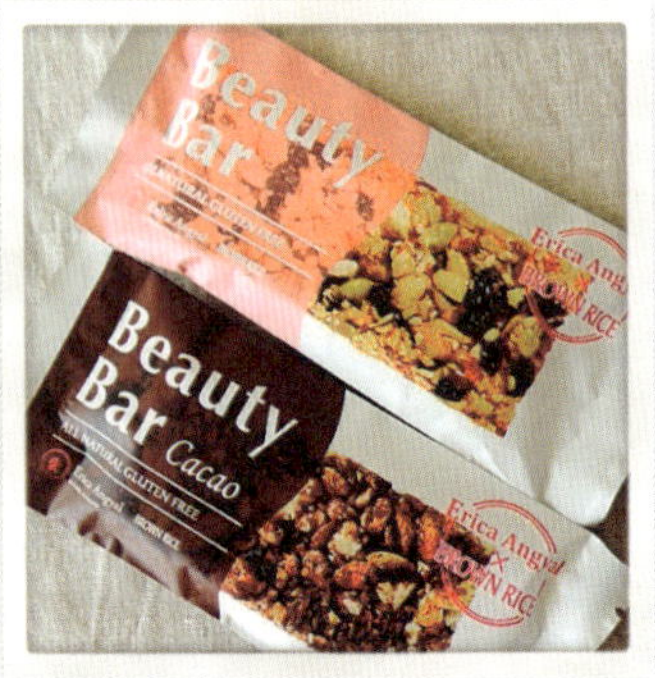

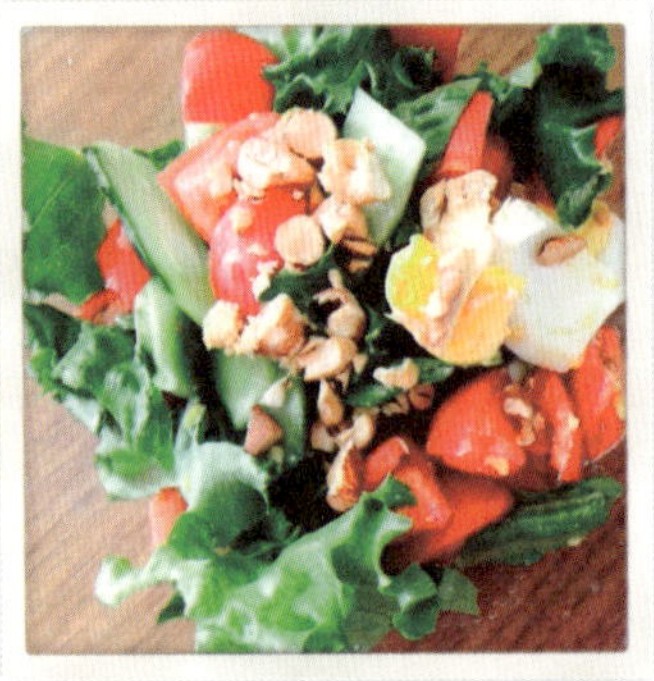

ビューティーバー

栄養コンサルタントのエリカ・アンギャルさんと、東京・青山にあるオーガニックキャンティーン（食堂）「ブラウンライス バイ ニールズヤード レメディーズ」が共同開発した、ヘルシーなシリアルバー。添加物、着色料は一切使用なし。甘みは、玄米甘酒、米あめ、低ＧＩ値甘味料であるアガベシロップで、という徹底ぶり！　パンプキンシードにくるみ、クランベリー、玄米フレークなどがぎっしりで、腹持ちも◎。240円（税別）／ブラウンライス

※低ＧＩ値とは…ＧＩ値とは、グリセミック・インデックスの略で、食品が体内で糖に変わり、血糖値が上昇するスピードのこと。ＧＩ値が低ければ低いほど血糖値の上昇が緩やかになり、インシュリンの分泌も抑えられ、太りにくいとされている。

何も考えずに選ばないで！　その栄養バーで本当に大丈夫？

ランニングのあと、ちょっとコバラが空いたとき、ロケバスの中で……短時間チャージ食品として、バータイプの栄養補助食品は人気ですね！

私も〝いざというときのため〟に常備しています。

でも「栄養補助食品」という、何だかヘルシーそうな名前に踊らされて、何も考えずに選んでいませんか？　これらにも体にあまり良くない材料が使われていることがあります。ですから、必ず原材料はチェック！

マーガリン、ショートニング、加工植物油脂と書いてあったら、アウト！　これらは美と健康の敵である、トランス脂肪酸が大量に含まれています。

そしてやはり、できるだけナチュラルなものを選びたい！

甘さも、砂糖やデキストリン（でんぷんを分解して作られた甘味料。食品に分類されるので危険性はない）ではなく、はちみつやメイプルシロップ、ドライフルーツなどから摂りたい！　それが女心というものです（笑）。

砂糖は摂ると、急激に血糖値が上がるため、一瞬元気になった気がしますが、その反動もすごい！　約2時間後には、今度は急激に血糖値が下がるので、そのため倦怠感やイライラを感じます。そしてこの血糖値の激しい反動作用が、見事〝太りやすい体質〟にしてくれるんです……。

でも〝ナチュラルな甘味〟は、血糖値の上がり方が緩やか。

私は、栄養バーも〝信頼できるもの〟を食べたいと思っています。

そのまま食べてもおいしい！ ココナッツオイルは〝やせるオイル〟

14歳の頃からココナッツオイルを欠かさないという、世界的ファッションモデル、ミランダ・カー。彼女をして、「これなしで、過ごすことなどできない！」と言わしめたココナッツオイルの魅力とは!?

私もこのエピソードを聞いて以来、すっかりハマっております！

ココナッツオイルのいちばん大きな特徴は、中鎖脂肪酸のため、熱に強く、酸化しにくいこと。そして、ほかのオイルと違って体に蓄積されず、エネルギーに変わり、すでに体についた脂肪を巻き込みながら燃焼させるという作用があること。

そのため、血行が良くなり、冷え性改善にも効果があるとか！

「2週間継続して摂ると、冷え性が75%改善する」というデータもあるそうです。

また、整腸作用もあるので、便秘改善にも役立ちます。

ただし、ココナッツオイルブームで、ありとあらゆる商品が出ていますが（中には「お1人様1個まで」と買占め禁止令を出す店まで出る始末！）、品質に関しては「？」と思わざるをえないものが出回っていることも事実。

効果を得るためには、〝選び方〟を覚えておくことも大切です。

まずココナッツオイルには、精製されたものとされていないものがあります。

もちろん選びたいのは、精製されていない〝ヴァージンココナッツオイル〟です。

そして安全性のチェック。

中には、色や香りを漂白&脱臭をしているものもあります。できるだけ〝オーガニック認証〟を受けているものを選んで。

体にいいから摂取しているのに、一緒に漂白剤や添加物を摂ってしまっては本末転倒です！

最後に原産国のチェック。ココナッツはさまざまな国で取れますが、中でもフィリピン産のものが秀逸。フィリピンには、ココナッツ庁という政府機関もあり、品質管理を徹底的に行っているため、インドやタイ産のものよりもクオリティの高いといわれています。

ココナッツオイルの摂り方ですが、ブームの火付け役になったミランダ・カーは、1日大さじ4杯を直接食べ、あとはこまめに緑茶に入れているとか……でも日本人としては、おいしい緑茶はそのままいただきたいもの……（笑）。

ほかのオイルと違って、甘みと香りがあって食べやすいので、私もそのまま食べるほか、炒め物を作るときやケーキを焼くときに、オリーブオイルやバター代わりとして使っています。

意外なほどクセがないので、野菜炒めがココナッツの香りになることもありませんよ！　料理にコクを加えてくれるので、カロリーはバターよりぐんと低いのに、料理もお菓子も満足度が高くなるのもいいところ。

スープやサラダにかけるのもおすすめです。

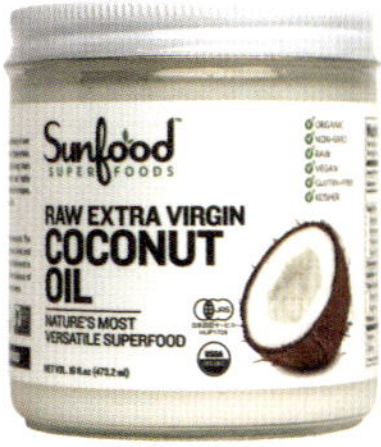

ココナッツオイルは、食べてよし、塗ってよし！　私は化粧用にひと瓶、別に持っていて、フェイス＆ボディ、そして髪になじませることも。冬の手荒れにも効果あり、ですよ！　お気に入りはサンフード スーパーフーズのオーガニックエキストラバージンココナッツオイル。

疲れが吹き飛ぶ！ ローヤルゼリーは究極のパワーフード

今、働き盛りの女性で、忙しくない人なんていないと思います。

みんな仕事に家庭に大忙し！

でも私、ローヤルゼリーを摂ることを習慣化してから、心身ともにすっかり元気！

炎天下&猛吹雪の中の撮影も、マラソンも難なくこなしております♪

免疫力も確実にアップし、風邪すらなかなかひかない体質に改善されてきました。

ローヤルゼリーは、働きバチが食べた花粉や蜜を体内で吸収分解し、分泌されるもの。はちみつと違い、糖分や水分はほとんどなく、アミノ酸にビタミン、ミネラル、ローヤルゼリー特有の有効成分でできています。肌再生、細胞活性化、新陳代謝を促す作用などがあると言われ、アンチエイジングに効果的と言われているんです！

中でも注目したいのが、若返りのホルモン〝パロチン〟。

これは成長ホルモンの1種で、25歳くらいまでは盛んに分泌されますが、年とともにめっきり分泌が減少……それが、ローヤルゼリーを摂ることで細胞が生まれ変わるのを促してくれるんです！ そんな万能パワー食材のローヤルゼリーですが、お味は……ほのかな甘みと舌を刺すような酸味のハーモニー……（涙目）。

でもこのおかげで日々の健康が保てるならば、我慢します！

そうそう、ローヤルゼリーには、脳や自律神経に働きかける作用もあり、ストレス解消にも効果があるといわれているんですよ♪

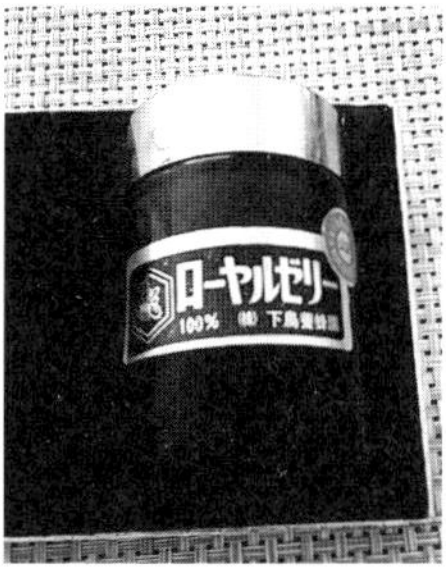

国産　生ローヤルゼリー

ローヤルゼリーは1日1回空腹時に飲むのが効果的。うれしいのが、このローヤルゼリーを買うと、100gのはちみつがついてくること。ローヤルゼリーがおいしくないので（笑）、このはちみつに混ぜて食べてくださいという、メーカーサイドの優しい心遣いなんです。確かに他の食材に比べると「高ッ！？」と思う金額かもしれません。でも、健康を害して病気になってしまったらその“損害額”の方がよほど大きい……だから、私はこうした出費は惜しみません！
13,000円（税別）（70g）／下島養蜂園

甘いものや脂っこいものを食べたい日、ダイエットサポート飲料は強～い味方

オイルのたっぷりしみたパスタ、甘さを感じる脂ののった焼肉、じゅうじゅうとまだ音を立てている揚げ物、ほおばれば、その瞬間に溶けるクリーム……なんて魅惑的。私だって、本音を言えば、脂やお砂糖、大好きです！

でも野放しに食べていては、肌はもちろん、内臓も荒れ放題！　最後には健康を害してしまいます。もちろん、私の場合、仕事だってなくなってしまうでしょう！

そのためにも、普段は節制をしていますが、ときには〝大解放〟したいときだってあります！

仕事の打ち上げ、気の合う女友達との女子会、家族のお誕生日会……そんなときに、「これは油が多いから、食べられない」「あれは砂糖が使われているから遠慮しておくわ」なんて言ったら、その場にいるみんなに失礼というものです！

だからダイエットサポート飲料の「カロリミット茶」の助けを借ります。

ヒンディー語で〝砂糖を壊すもの〟という意味をもつ「ギムネマシルベスタ」、漢方にも使われる桑の葉、食物繊維の「キトサン」、鳩龍緑茶、インゲン豆のエキスがブレンドされたお茶なのですが、炭水化物&脂質にアプローチ。

つい先日も、ワイン&イタリアンをおなかいっぱい楽しみましたが、食前食後にカロリミット茶を飲んでおいたら、翌朝、体重を計っても……変化なし！

さすがの効果を実感しました！

そして私の悪い癖。机にむかって仕事をしていると（「美ST」のアンケートに答えたり……）、ついつい甘いモノに手が伸びてしまうんです。そんなときも、必ずこのお茶を横に置いておくようにして、カロリーセーブしています。

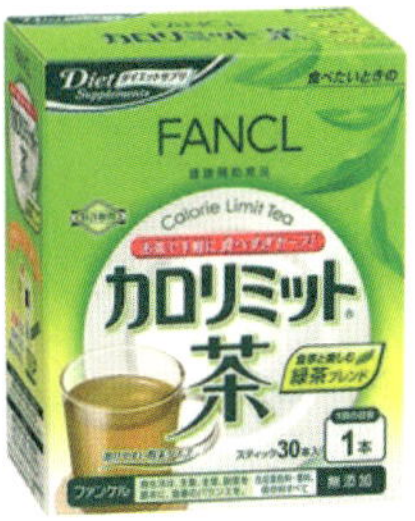

カロリミット茶

粉末タイプなので、マグやグラスに入れ、お湯や水で溶かすだけ。個包装なので、持ち運びにも便利です。緑茶をブレンドしてあるから飲みやすいですよ。1,600円（税別）（30本入り）／ファンケル ヘルスサイエンス

はちみつの王様・マヌカハニー
すごい抗菌力で風邪をブロック

普段は、あるブランドのプレスとして働きながら、趣味でオペラ歌手もなさっているという、パワフルで素敵な女性がいます。

その方に「のどの保護のため、マヌカハニーをなめている」と伺って以来、私も真似させていただいています♪

マヌカハニーとは、ニュージーランドだけに自生しているマヌカの木から採取されたはちみつのこと。マヌカの花は、わずか6週間しか咲かず、そのため採取期間が短く、〝貴重なはちみつ〟とされています。

そのマヌカハニーが〝はちみつの王様〟と言われるのは、強力な抗菌効果をもたらす「食物メチルグリオキサール（ＭＧＯ）」を豊富に含む、唯一の食品だからです。

このＭＧＯ、風邪やインフルエンザにも効果があるといわれており、そのため、我が家では風邪対策を強化する冬場は、とくに欠かせません。

また、強力な抗菌成分が、大腸菌やピロリ菌にまで効くという研究結果や、さらには腸内の悪玉菌の繁殖を抑制し、乳酸菌などの善玉菌の活動を活発化させる効果もあるとか！

「風邪気味かな？」というときや、のどが痛いときは、食前と就寝1時間前にマヌカハニーをティースプーンにたっぷり1杯なめるようにしています。

すると翌朝、確実に体調が改善！

そのおかげですね、最近では風邪薬のお世話になることがほとんどありません！

そうそう、友人は、風邪薬が飲めない妊娠中、薬代わりにマヌカハニーをなめて乗りきったと言っていましたよ。

ただ、普通のはちみつと違い、薬草のような独特の味なので、苦手な人は、お茶やヨーグルトに入れて摂るのがおすすめ。熱に強いので、お茶に溶いても効果は変わりません。

輸入食品店でも必ず見かけるようになったマヌカハニーですが、中には粗悪品を販売するところもあるので、要注意！　安いものではないので、買うときのチェックポイントをお教えします。

●いちばん確実なのは、「分析書」がついているもの。

●そしてＵＭＦという単位がパッケージについているもの。

このＵＭＦとは、マヌカハニーの抗菌作用レベルを表した数値。数値が高いほど、効果も高いとされており、5、10、15、20、25の5段階に分かれます。ＵＭＦは、マヌカハニーの原産国であるニュージーランドにある独立機関・ＵＭＦ協会が管理しており、このマークがあれば協会がきちんと認定している商品だという証拠にもなります。

ＵＭＦ10以上のマヌカハニーは〝アクティブマヌカハニー〟と言われ、特に抗菌効果が高いとされていて、美容効果や傷の治癒に効果あり！　でも日々の健康維持が目的であれば、ＵＭＦ5でも充分です。

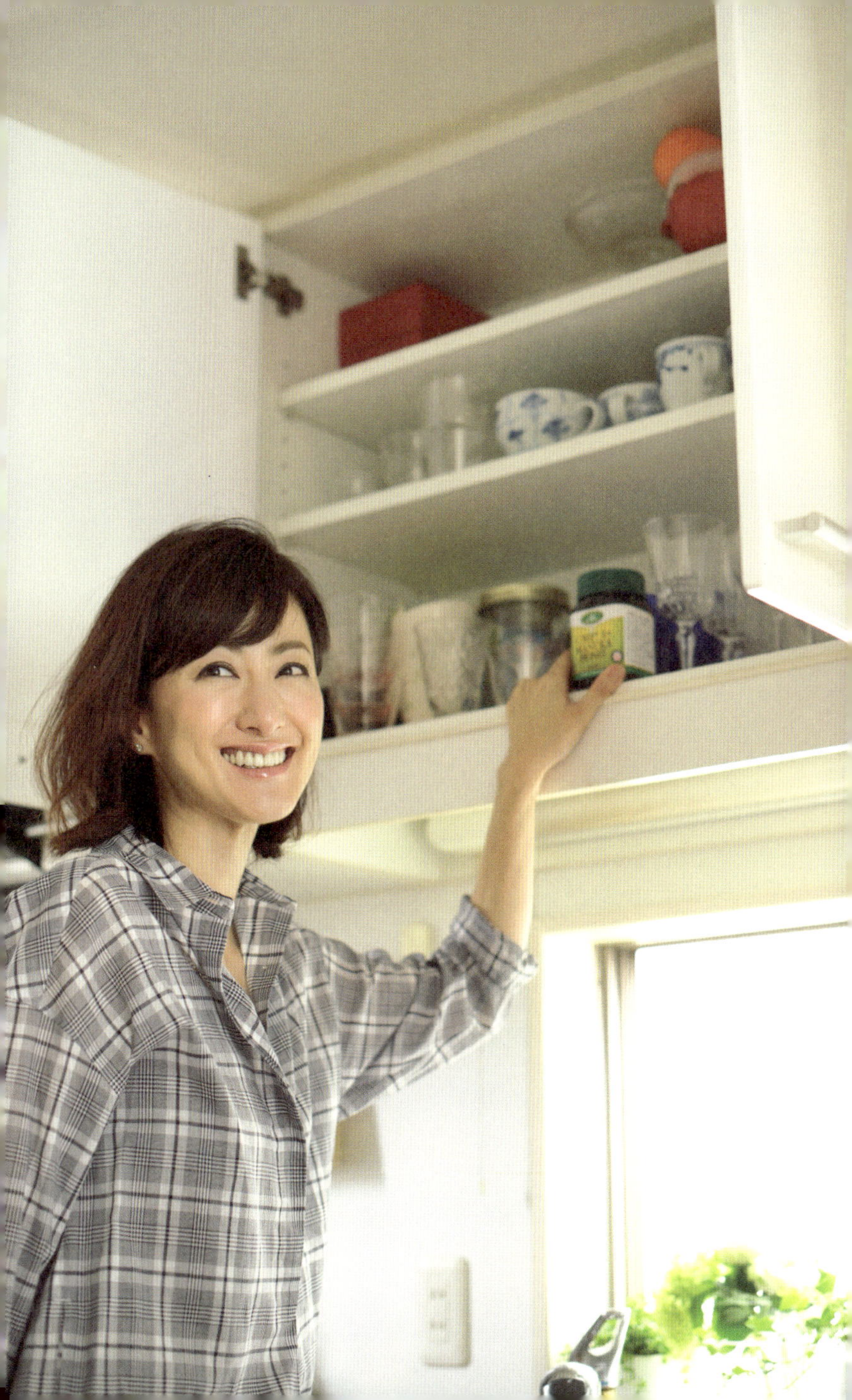

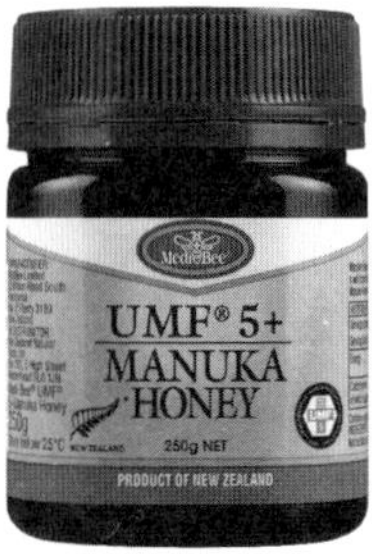

メディビー　マヌカハニーUMF5

さまざまなマヌカハニーを試してきましたが、これがいちばん！　濃厚で美味！　食べやすいのです。抗生物質や農薬を一切使用しない、ナチュラルなマヌカハニーです。もちろんＵＭＦの認定つき。2,100円（税別）（250g）／コンビタ　メディビー

YUKA's COMMENT

金属のスプーンはマヌカハニーの成分を変化させてしまうので、使用ＮＧ！　木のスプーンやプラスチックのスプーンですくって。

チアシードを1日大さじ1杯で1日分の美容成分をカバー

ハリウッドセレブたちが、食事に取り入れていることから、爆発的な人気となったチアシード。

私も去年の夏から続けています。

見た目は無味無臭でゴマみたい……そのまま食べてみると、キウイの種のような食感です。私はこの食感も楽しくて好きなので、このままサラダやグラノーラ、スムージーにヨーグルトにふりかけて食べています。

でも、これが水を含ませるとジェル状&約10倍にふくらみ、「チアジェル」に変身。「チアジェル」は、空腹時に超効果的！　何しろこの〝膨張力〟！　食べればかなりの時間、空腹知らずでいられます。

だから、私は早朝ロケなどの際、朝飲む酵素ジュースにこのチアジェルを入れて、仕事に出かけていますよ。
おかげで撮影中におなかが鳴ることもありません（笑）。

このジェルの正体は、こんにゃくにも含まれる、グルコマンナンと呼ばれる食物繊維の一種。その量たるや、玄米の約8倍！ 繊維特有の食感もなく、これだけの食物繊維が入っているのだから驚きです。

また、オメガ3脂肪酸をサーモンの8倍も含んでいるため、コレステロール値を正常にキープし、痩せやすい体にしてくれます。オメガ3は体内でつくることができないので、食品から摂取するしかありません。チアシードのオメガ3は、魚から摂るものと違い、植物性で消化がいいのも特徴。ただし、熱に弱いので注意しましょう！

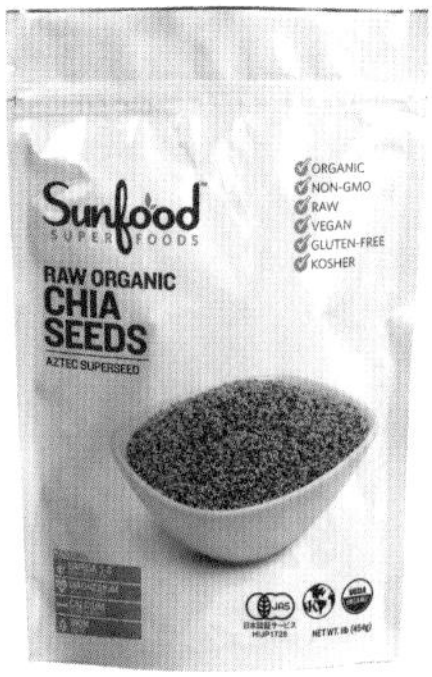

オーガニック　チアシード
「サンフード」のチアシードは、有機ＪＡＳ認証、米ＵＳＤＡオーガニック認証をともに取得している安心のクオリティ。4,000円（税別）（454g）／サンフード スーパーフーズ

乳酸菌飲料でインフルエンザを予防！ついでに便秘解消と美肌に♪

インフルエンザが猛威をふるいはじめるのは2月～3月。

だから年が明けた途端、家族のインフルエンザ対策を強化！

インフルエンザのあの辛さといったら……！

風邪の比ではありません。

インフルエンザを予防するためには、免疫力を高め、腸内環境を整えることがいちばん有効。

とはいえ、「免疫力を高めるってどうしたらいいの？」と思いますよね！

体にある免疫細胞のうち7割が腸にあるので、腸内環境を整えることが免疫力アップにつながるんです。

その腸内環境を整えるために、有効なのが、乳酸菌とビフィズス菌。

悪玉菌を減らし、善玉菌を増やしてくれる戦闘部隊です！

そのため、わが家では、年が明けた途端、家族全員に「1日1回は必ず乳酸菌飲料を飲むこと！」というおふれが私から出るのです（笑）。

なぜ1日1回か？

実は、乳酸菌は腸内にとどまっていられず、便によって排出されてしまうため、毎日飲まないと免疫力を維持できないといわれているんです。

だから毎日摂ることが大切！

こうして腸内環境が整うと免疫機能が活性化され、インフルエンザなどの菌が体内に侵入しても、自分の体がやっつけてくれます。

それ以外にも便秘や肌荒れ解消、大腸がんのリスクを減らすなどという相乗効果も得られるのですから、うれしいこと、この上なしですね♪

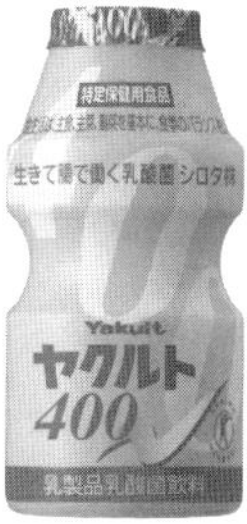

ヤクルト400

友人からの口コミで、「ゆかさん、宅配専用の“ヤクルト400”が抜群にいいわよ」と聞き、さっそく家族全員分注文。最近では、冬場だけでなく、1年中飲んでいます（笑）。生きたまま腸内に到達する「乳酸菌 シロタ株」の働きで、良い菌を増やし、悪い菌を減らして、腸内の環境を改善し、おなかの調子を整えます。70円（税別）（80ml）／ヤクルト本社

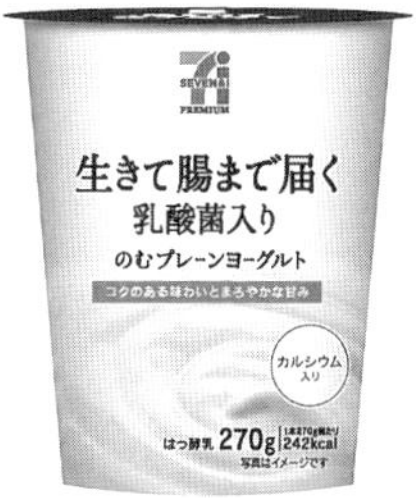

セブンプレミアム 生きて腸まで届く乳酸菌入り のむプレーンヨーグルト

ネットでも話題になった、「セブン＆アイ」オリジナルの飲むヨーグルト。酸味が少なく、濃厚で、とにかく飲みやすい＆おいしい！　生きて腸まで届く乳酸菌（HN019菌）入りで、腸内のビフィズス菌や乳酸菌を増やす働きのあるガラクトオリゴ糖（ヤクルト社オリゴメイト）を使用。173円（税込）（270g）／セブン＆アイ・ホールディングス

女心をくすぐるバラ色ソルトで、ミネラル補給！

ピンクソルトは、ヒマラヤ山脈周辺で採掘される、岩塩の一種。

美しいローズカラーが、見るだけでも気分をアゲてくれる大好きな調味料です♪

約3億5000年前に海底が隆起し、地底に残された海水がマグマの熱により結晶化してできた塩です。なんとこのピンクソルト、かわいいだけじゃなく、現代人が不足しがちな天然のミネラルを18種類も含有！

とはいえ、よく聞くこの「ミネラル」って何だと思いますか？

ミネラルとは糖質、脂質、タンパク質、ビタミンと並ぶ五大栄養素のひとつで、よく聞くカルシウム、鉄、マグネシウム、亜鉛などもミネラルなんです。約100種類ありますが、そのうちの16種類が人間にとって必要といわれています。つまり、ビタミンと同じくらい、美と健康を維持するために重要な成分なんですね。

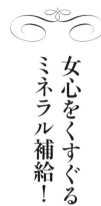

何しろミネラルは、基礎代謝や肌の新陳代謝の促進、体温調整、抗酸化作用を担い、不足すれば、貧血やめまい、頭痛など不調を起こす原因に……。

市販では、パウダータイプ、顆粒タイプ、塊のロックが売られていますが、私は粒感を感じるロックタイプが好き！

好みに合わせて、おろし金ですって料理にかけています。

普通の塩に比べて、甘みとまろやかさがあるので、肉料理や酸味が効いた料理と相性◎！　お刺身（とくに淡白な味わいの白身魚）にふりかけていただくのもおいしいですよ！

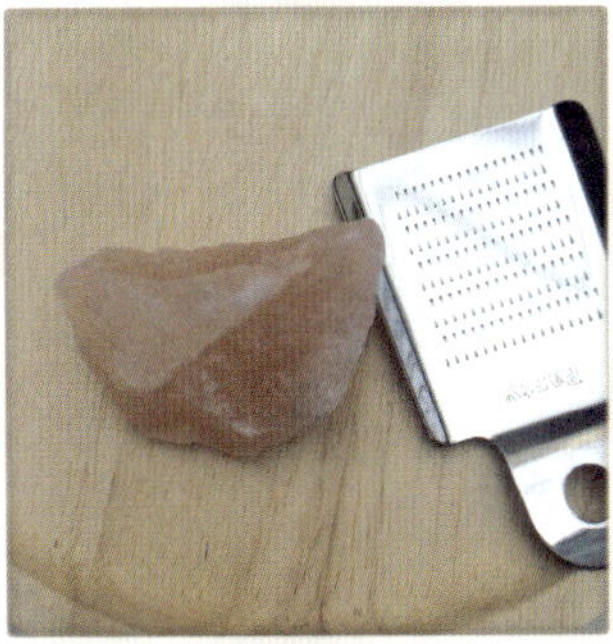

ピンクソルト

おろし金付きのものも売られています。甘みが感じられるのでトマトやレモン汁にもよく合います。

牛乳より、豆乳より低カロリー！コレステロール0のアーモンドミルク

アーモンドミルクが日本で手軽に買えるようになったのは、つい最近ですが、欧米ではかなり前からポピュラーな飲み物でした。

実は冷蔵庫がなかった中世の次代、牛やヤギ、羊のミルクは、ほとんどチーズに加工され、〝飲み物〟というよりも〝原料〟だったとのこと。代わりに重宝された〝高たんぱく質ドリンク〟がアーモンドミルクだったという歴史があります。

そんなアーモンドミルクですが、実は女性にうれしい成分の宝庫。高い抗酸化作用を持つビタミンE、免疫力を高めるビタミンD、美肌&健康成分であるオメガ3が豊富に含まれており、しかもローカロリー！

牛乳は122kcal、豆乳は127kcalですが、アーモンドミルクはたったの40kcal（各グラス1杯分のカロリー）！

ダントツに脂肪分が少なく、低脂肪牛乳よりもカロリーがないんですよ！
だから体重を気にする人にも、おすすめのドリンクです。
また、アーモンドミルクに含まれる「リボフラビン」は、片頭痛にも効果があると
いわれている成分。私も季節の変わり目や、気圧の変動が激しい台風襲来前後になる
と偏頭痛を起こすので、アーモンドミルクで対策しようと思っています♪

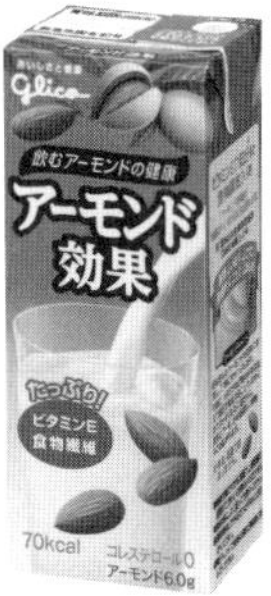

アーモンド効果

これ１本で、１日分のビタミンＥとたっぷりの食物繊維をチャージ完了。満腹感はあるのに、コレステロールゼロだからさらにうれしい！そのまま飲むだけでなく、グラノーラにかけたり、スムージーに使ったりもしています。常温保存が可能なので、朝、バッグに１本忍ばせて仕事場に向かうことも。あまりに頻繁に飲むので、“大人買い”しています（笑）。120円（税別）（200ml）／グリコ

YUKA's COMMENT

アーモンドミルクは、牛乳を飲むとおなかを壊してしまう人にもおすすめ。おなかをこわす原因は、牛乳のラクトースという成分をうまく消化できないためといわれていますが、アーモンドミルクにラクトースは含まれていないので、安心して飲めます！

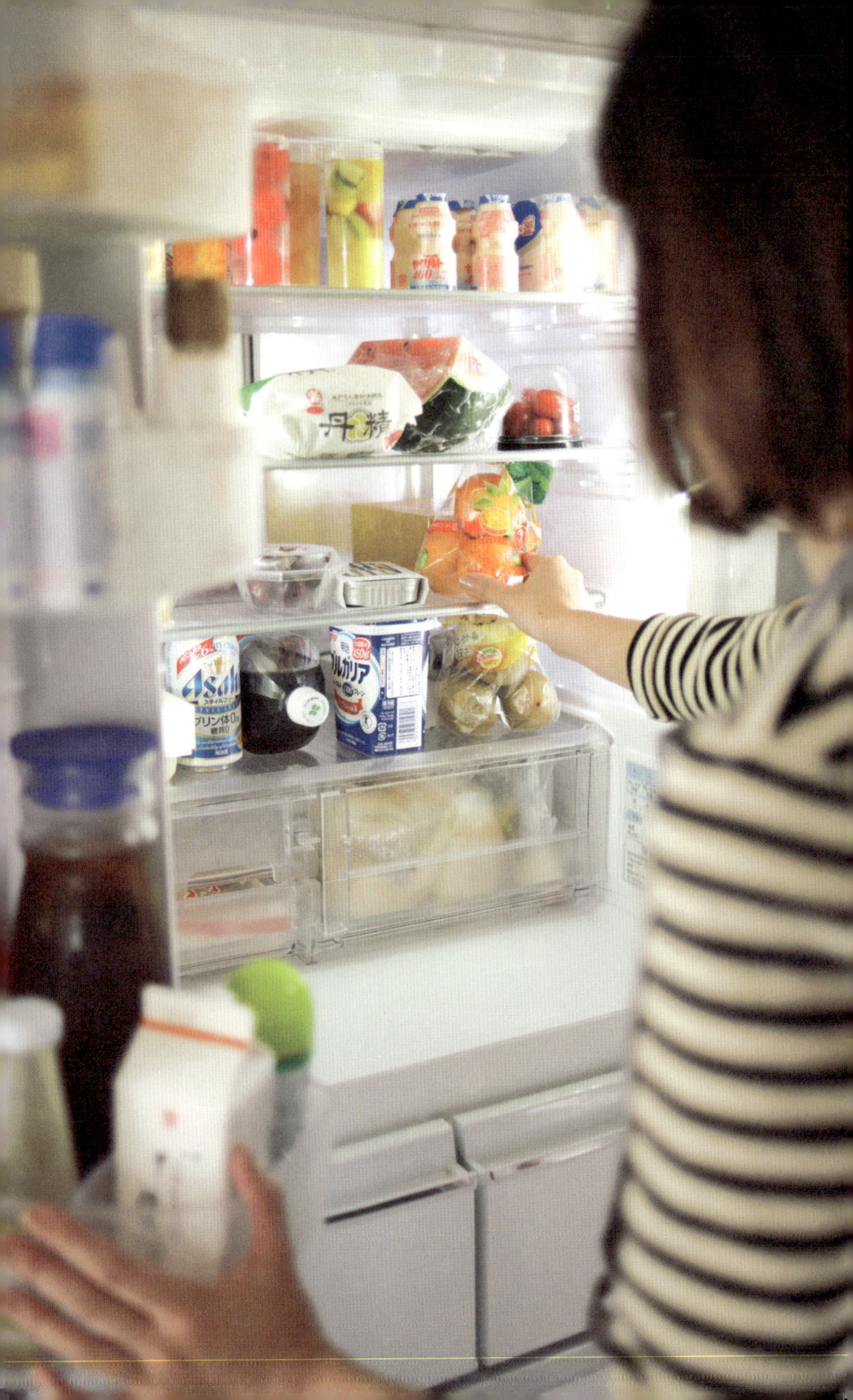
丹精
Asahi
スタイルフリー
ブルガリア
450g

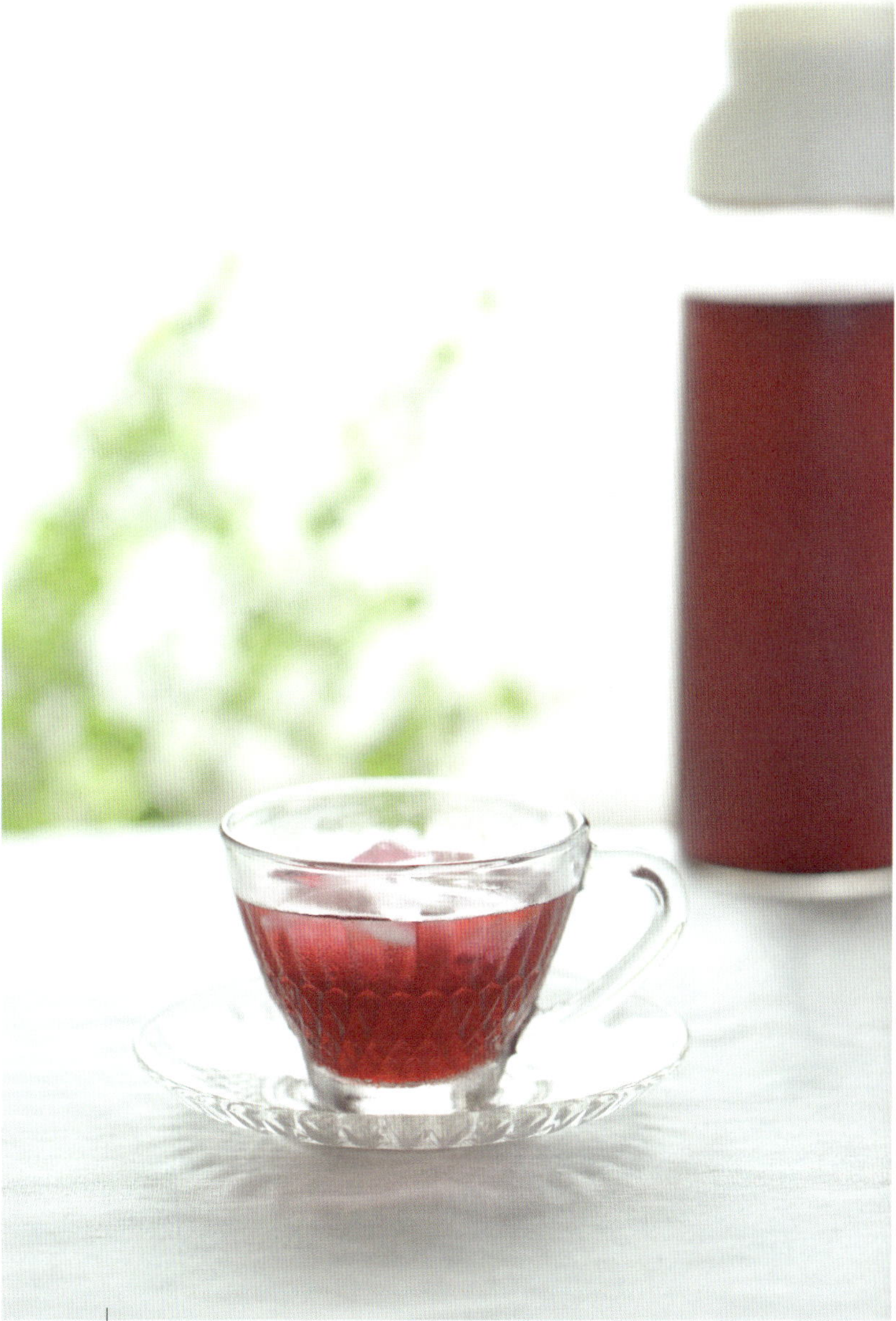

Recipe **22** | レシピは141ページ

疲労回復、美肌に整腸作用……紫蘇で効能豊富な万能ジュースを作る

紫蘇ジュースは、毎年作る、私の定番ビューティードリンク。毎年5月下旬になると赤紫蘇が出回りはじめるので、シーズン中、何度も作ります♪

何しろ、赤紫蘇には抗酸化作用の強いベータカロテンにカリウム、鉄分、ミネラルがたっぷり！　そのうえアントシアニンが豊富で、美肌、疲労回復に超効果的！体を温め、体内の循環を良くする&発散させる生薬として、漢方にも使われています。

撮影が続くときに、このジュースを飲むと疲れが取れて、安まりました。水やスパークリングウォーターで薄めて、夏は毎晩飲んでいます。私のレシピは、かなり甘さ控えめなので、甘さが足りないときは、飲むときにはちみつを加えてくださいね！

Recipe **22**

紫蘇ジュースの作り方

［材料］
赤紫蘇…400g
水…2ℓ
レモン汁…3個分
※クエン酸（食用）大さじ3でも代用可。
はちみつ…大さじ1
甜菜糖…200g
［作り方］
1 赤紫蘇は、水で洗う。
2 鍋に水を入れて沸かし、沸いたら赤紫蘇を入れ、中火で約5分煮る。
3 赤紫蘇を取り出し、甜菜糖を加え混ぜる。
4 粗熱が取れたら、レモンを加え混ぜる。
5 保存びんなどに入れ、冷蔵庫に保存を。

YUKA's COMMENT

夏、エアコンで冷え切った体にも、絶対にいいはず！　女子力が上がるような、この色のきれいさもいいですよね！

私がいちばん摂りたい海藻は〝あおさ〟！

海藻が髪や肌にいいことは、女性なら1度は聞いたことがあるはず。

海藻に含まれるヨードという成分が、髪や肌をきれいにしてくれる働きがあるんです。ただ、それだけじゃない！

カルシウム、リン、亜鉛、ヨードなど摂りたいミネラルもたっぷり！

ほかにも、余分な体脂肪の燃焼をサポートしてくれるヨウ素という成分が入っていたり、ビタミン類やタンパク質、鉄分&カルシウムもバランスよく含まれており、まさに〝美容成分の宝庫〟。しかも低カロリーなのだから、言うことなし！

食物繊維も豊富で、中でもあおさの含有率はダントツ！

わかめは約33グラム、昆布約27グラム、もずく約1グラムという中、なんとあおさは約44グラム（100グラム中の含有量）！

腸内環境を整えることは、美肌への近道。
だからこそ、食物繊維豊富な海藻はこまめに摂りたいもの。
いちばん使うのがわかめとあおさです。
どちらもお味噌汁に入れるのがいちばん簡単な調理法。
それ以外では、わかめは酢の物やごま油でさっと炒めたり……。
あおさは旬の根菜と一緒に、炊き込みごはんにしてもおいしいですよ♪

Recipe **23**

あおさ入り炊き込みごはんの作り方

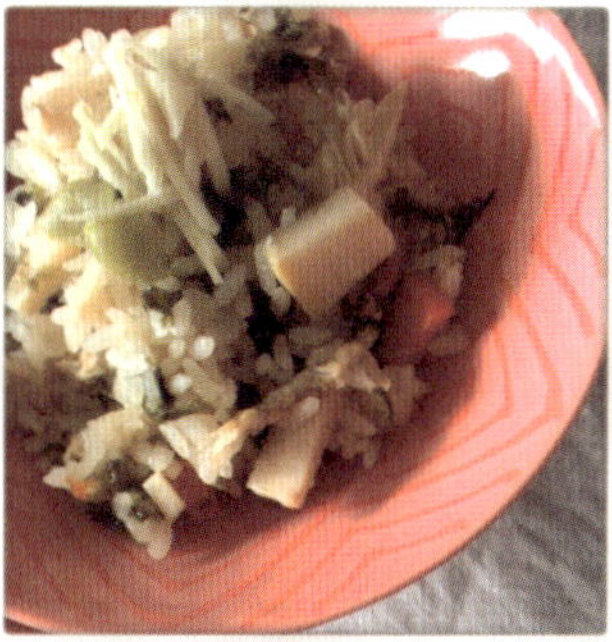

小鍋に水300cc、だしじょうゆ大さじ4、みりん大さじ2、酒大さじ1を入れ、火にかける。炊飯器に洗った米2合分を入れ、先ほど火にかけただし汁を注ぐ。細切りにした油揚げ、にんじん、あおさをのせ、通常どおり炊く。仕上げ紅しょうがやせん切りにしたしょうがをのせても。

COLUMN #3

ジャンクなものを食べてしまったときは、デトックス食事法でリセット

体に悪いものって、何であんなにおいしいんでしょう（笑）!?

トランス脂肪酸に人工のアミノ酸、「いけない」とわかりつつ、ついついポテトチップスやクッキーに手が伸びてしまいます。

そんな日は誰にだってあると思います。

でも、いちばんいけないのが「体にためこむこと」。

翌日は、デトックス効果の高い食事を3日間行って排出するようにしましょう。

◆1日目・2日目

朝：酵素ジュース
昼：できるだけ油っこいものは避けつつも、好きな食事を。なるべく野菜中心に。
夜：野菜雑炊とゆでブロッコリー、パクチーとトマトのサラダ

◆3日目

朝：酵素ジュースか豆乳
昼：できるだけ油っこいものは避けつつも、好きな食事を。なるべく野菜中心に
夜：野菜中心のおかずに、蕎麦か玄米

YUKA's COMMENT

朝と昼は、1日目、2日目とほとんど同じですが、腹持ちのいい豆乳を取り入れてもかまいません。3日目の夜はうどんや白米ではなく、排出パワーの強い蕎麦か玄米にしましょう。

Recipe **24**

トマトとパクチーのサラダの作り方

半分に切ったトマトの上にパクチーをどっさりかける。そのうえから、塩、オリーブオイル、レモンをかけていただく。

YUKA's COMMENT

ブロッコリーとパクチー（86ページ参照）は、高いデトックス効果を持つので、積極的に摂るといいですよ。野菜雑炊は、ダイエットのときにおかゆを食べるのと同じで腹持ちがよく、でもデトックスが目的のときは排出が良くなるよう、野菜をたくさん入れます。とくに消化を良くする大根は必ず入れます。

第3章

お手軽&手抜きフードも、美容効果を忘れずに！

市販のおつまみ「つぶ貝」で、亜鉛を簡単&手軽にチャージ！

新陳代謝を促し、老化を防ぐ亜鉛。

亜鉛はミネラルの1種ですが、そもそも日本の土壌にミネラルが少ないため、日本人は、欧米人に比べると圧倒的に亜鉛不足の人が多いんだとか。

美と健康に関して、絶対的な信頼をおいている「青山研美会クリニック」の阿部圭子先生（雑誌「美ST」でもおなじみですね♪）が、そうおっしゃっていました！

私も1度、調べてもらいましたが、見事、亜鉛不足でした……（涙）。

また、亜鉛は激しい運動をするとどんどん体内から失われていってしまう成分。

私の場合、フルマラソンにも挑戦するため、人よりさらに欠乏気味になるので、意識して摂るように心がけています！

亜鉛が不足すると免疫力低下にも繋がってしまい、体調を崩したり、風邪をひきやすくなったりするんですよ。

煮干しにも入っていますが、亜鉛補給にいちばんいいのがつぶ貝！

鉄分、コラーゲン、タンパク質、ビタミンBなど、肌や髪に必要な栄養素も、入っています。

フレッシュなつぶ貝を魚屋さんで見つけたときは、買って来てだしじょうゆでさっと煮たりしますが、普段、もっとお手軽に摂取したいときは、スーパーマーケットのおつまみ売り場に売っているつぶ貝燻製を利用。

これ、おいしいんですよ〜!!

このキュキュッ！　とした歯ごたえがたまらない！

そのまま食べるのはもちろん、お吸い物に入れたり、ごはんを炊いてもおいしい。

亜鉛不足を解消する、簡単レシピに応用できるのもうれしいですね。

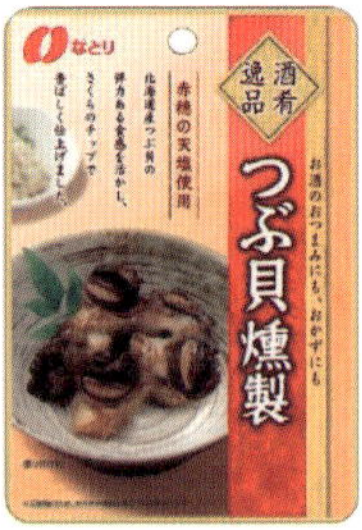

酒肴逸品　つぶ貝燻製

北海道産のつぶ貝に、赤穂の天塩と昆布だしを効かせ、桜のチップでじっくりスモーク。ひと口食べれば、旨みがぎっしり！　こんなにおいしくて“美人効果”があるんだから、やめられません！

希望小売価格300円（税別）（45g）／なとり

YUKA's COMMENT

日本では、味付きつぶ貝の缶詰はよく見かけますが、料理に使いやすい水煮缶は、なかなかありません。ところがお隣の国、韓国では水煮缶がポピュラーな存在です。

この水煮缶を使い、ねぎやきゅうり、さきいかをコチュジャンベースのソースで和えた「コルベンイムチム」という、ビールにぴったりのおつまみがあります。さすが美肌大国・韓国！　おつまみにも“美肌要素”がたっぷり使われていたんですね！　発汗作用も促される最高のおつまみ！　私はときどき新大久保の韓国料理屋さんでいただきますよ♪

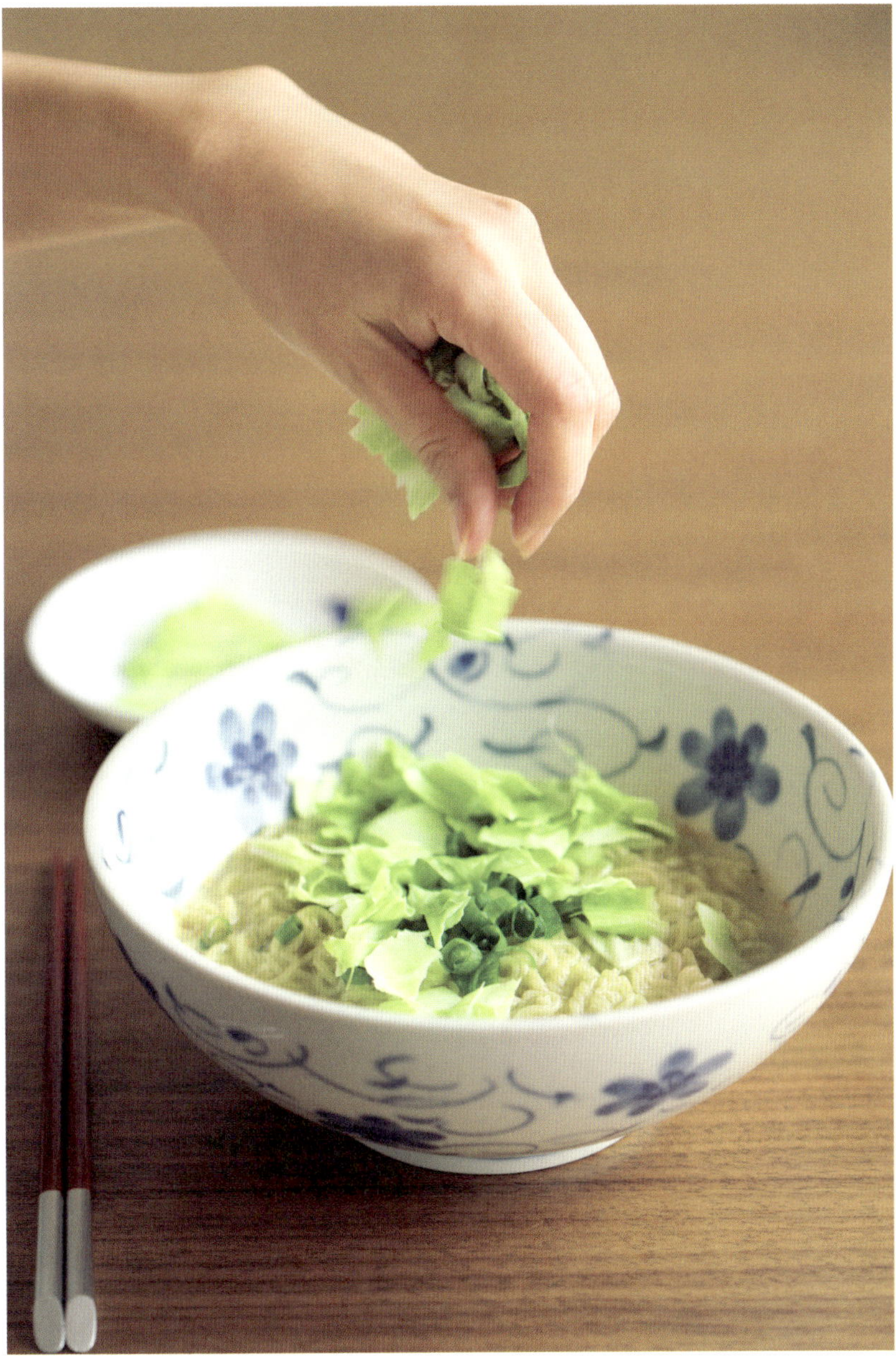

ラーメンについて詳しくは152ページ

たとえインスタントラーメンでも、美容にいいものを選びます！

私だって、インスタントラーメンを食べたくなる日があります！　しかも息子は、今、成長期真っ盛り。おやつがお菓子なんかじゃ足りない日もあって、「お母さん、ラーメン作ってよ」と言われることもしばしば。

そんなとき、重宝しているのが、めんに粉末青汁が練りこまれたインスタントラーメン！

さらに私のこだわりは、できあがったラーメンに、手でちぎった山盛りのキャベツをのせること。

これは、「桂花ラーメン」のまねっこなんですが、あえて炒めたキャベツではなく、生キャベツをのせることで、酵素をプラス！

息子は酵素のことなんておかまいなしですから、キャベツをスープに混ぜ込んで食べてしまっていますが（笑）、私はまず、上にのせた生キャベツを先にいただいてから、めんを食べるようにしています。

こうすることで、体内がキャベツの酵素で満たされ、消化が良くなるし、血糖値を急激に上げないようにしてくれるんですよ。

辛いのが大丈夫な方は、さらに七味唐辛子をかけて。唐辛子のカプサイシンが、脂肪分解にひと役買ってくれます。

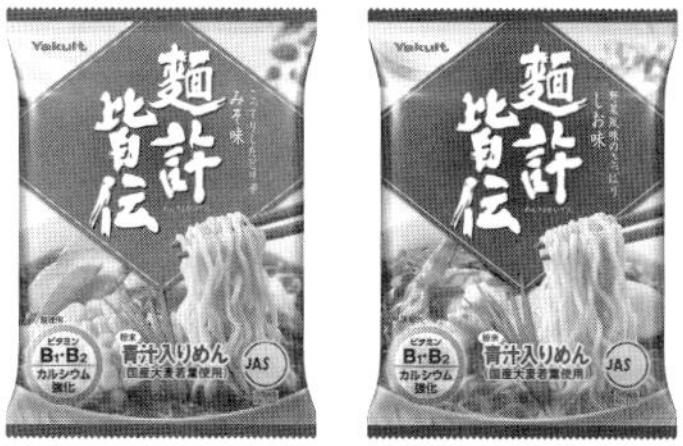

麺許皆伝みそ味・しお味

宅配のヤクルトを利用しているので、一緒に必ずオーダーしています。カリウムや食物繊維などの栄養素を豊富に含む大麦若葉を原料とした粉末青汁が、めんに練りこんである、緑色の細めちぢれめん。青くささなどはありません。しっかりコシがあるので、食べごたえも満点です。私はさっぱりとしたしお味が好きですが、子どもたちはこってり濃厚なみそ味も大好き！　各75円（税別）（みそ味97g・しお味96g）／ヤクルト本社

YUKA's COMMENT

「桂花ラーメン」は、私の生まれ故郷・熊本発祥の老舗ラーメン店。東京・新宿にあって、あの味が懐かしくなったときは、ときどき食べに行っています♪

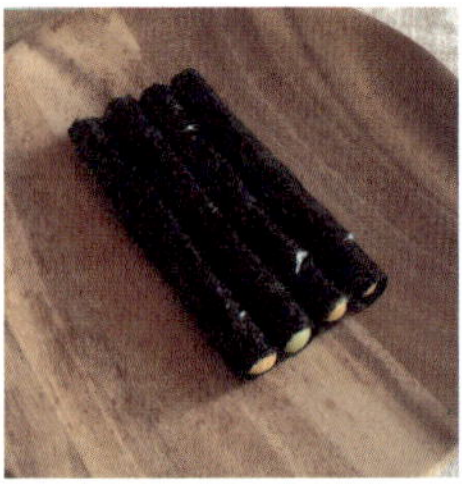

風雅巻《ふうがま》き

私の生まれ故郷・熊本生まれのヘルシーなおやつです。

ビタミンC＆食物繊維豊富な海苔と、ミネラル豊富な完全食である豆やナッツのコラボレーション。豆やナッツには、しょうゆ、塩、わさびなどの味がついており、これを最高級の有明海苔で包んだお菓子なのですが、驚くほどおいしい！　ある料理研究家の方も、あまりのおいしさに「自宅のおやつ用と手土産用、常に2つ用意している」とおっしゃるほど。パリッ！としたのりと、歯ごたえのあるナッツ類のハーモニー、ぜひ1度味わってみてください。ネット販売もありますが、東京ならデパートの三越や伊勢丹、銀座の熊本館などで購入できます。　594円（税込）（風雅巻き・特撰小袋・各種）／風雅

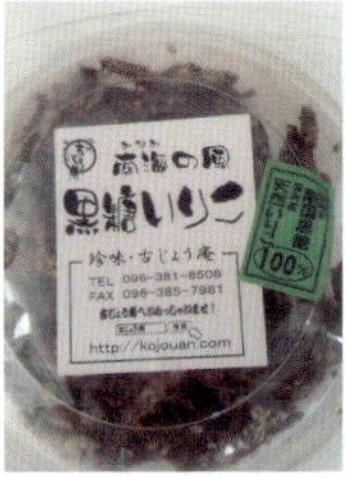

黒糖いりこ

100％国内産の天然いりこを素揚げにし、沖縄・鹿児島産の黒糖をからめ、ごまをまぶしたもの。カルシウム＆亜鉛をたっぷり含んでいます！　そのままおやつとして食べるのはもちろん、私はかぼちゃなど、根菜の煮物のコク出しに使ったりもしています！　子どもたちも大好きで、あっという間になくなってしまうから、帰省した際には、いつも大量に買って帰るんです（笑）。

648円（税別）／珍味 古じょう庵

おやつについて詳しくは156ページへ

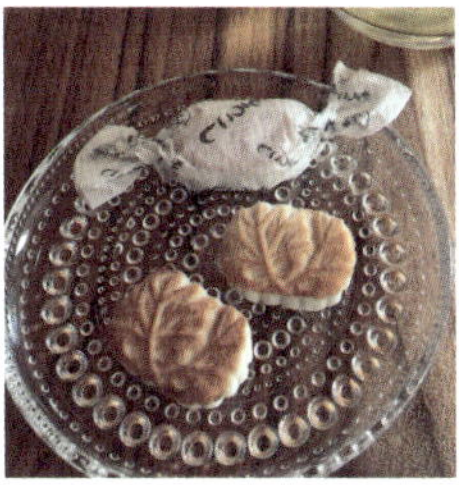

秋田諸越《もろこし》

秋田諸越は、秋田県の銘菓。落雁に似ていますが、もち米で作る落雁と違い、秋田諸越は小豆の粉と砂糖だけで作られるシンプルなお菓子。小豆は、何しろごぼうよりも多く食物繊維を含み、しかも脂肪分が非常に少なく、美容効果の高いビタミンBを多く含む、女性にうれしい優良食材。

とにかく固いお菓子ですが、口の中でなめていると、ゆっくりと溶けていき、軽い甘さと香ばしさが広がるのが魅力的！　緑茶と一緒に味わうのが至福のひとときです♪

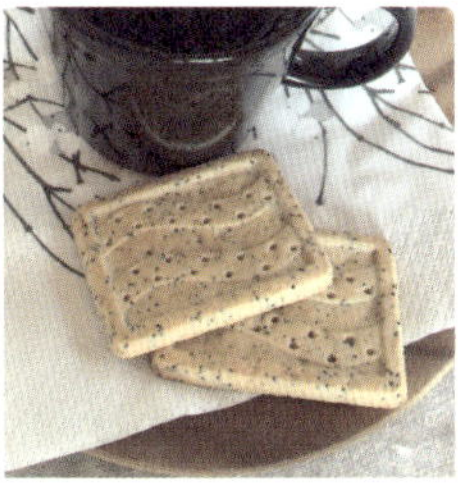

ジェルブレ 小麦胚芽シリーズ ケシの実&レモンビスケット

1928年、フランスで誕生した栄養食品ブランド「ジェルブレ」。ちょっと焼き菓子が食べたいな、というときは、必ずこのブランドを選んでいます。ビタミンEが豊富で、ケシの実のはじけるような食感が楽しく、おいしい！　ケミカルな味がせず、小麦胚芽が使われた良質なビスケットなので、1枚でも相当な満足感が得られます！　希望小売価格380円（税別）（1箱・16枚入り・200g）／大塚製薬

おやつもヘルシー！ストレスフリー

私、おやつなしの人生なんて、考えられません！

美容と健康だけに縛られて、おやつの時間を失うのは、逆にストレスがたまってしまい、肌にも心にもよくないですもの！

よく「美女のおやつは、ナッツとドライフルーツ」と聞きますよね？　でも、これでは選択肢が少なすぎ……（涙）。私だったら、いくらドライフルーツの種類を変えても、１週間もすればこの組み合わせに飽きてしまいます……。

そこで、お菓子なんだけれども、ヘルシーだったり、少しでも美容効果が期待できるものをご紹介したいと思います！（154ページ参照）

これらのおやつは、食べ応えもあるし、クセがなく、シンプルな味なので、飽きがこないんですよ！

美人食材・野沢菜の塩漬けがぎっしり！無添加なのもうれしい中華まん

明治時代に、東京・神田で創業、現在は赤坂にある中国料理の名店「維新號」。

ここの中華まんじゅうは、我が家の〝スペシャル非常食〟です。

普通の中華まんじゅうよりもふた回りほど大きく、1個で充分1食分、しのげます。

電子レンジでも作れますが、私は蒸し器を使って。その方が断然おいしい！

15〜20分蒸せば、ふっかふかの中華まんじゅうのできあがり。

週末の朝や、1人おうち昼ごはんのときに重宝しています。

もちろん、中華風青菜炒めや中華風スープ、豚の角煮などを添えれば夕食にも使えますよ。

肉まん、あんまん、ラーパオ（辛口の肉まん）……とありますが、私が好きなのはサイパオ。簡単に言うと〝海鮮まん〟なのですが、中には野沢菜の塩漬けがぎっしり入っているんです！　ハンパな量ではなく、まさに〝ぎっしり〟！

野沢菜の塩漬けは、バランスのいい栄養食品。

強い抗酸化作用をもたらすベータカロテンをはじめ、ビタミンCや食物繊維を豊富に含み、さらにはデトックス作用の高いカリウムも含有。

しかも最近、野沢菜の塩漬けは緑茶と一緒に摂ると抗酸化作用がパワーアップするということが発見されたとか！　まだ詳しい研究結果は出ていないようですが、日本に昔から伝わるこの食べ合わせ、見逃せませんよ〜！

サイパオ

野沢菜の塩漬けに北海道産乾燥貝柱や大ぶりのえびを加えた、上品な塩味の中華まんじゅう。ここの中華まんじゅうはどれも無添加で、上品な味。子どもたちに安心して食べさせられるし、いわゆるコンビニエンスストアなどで売っている“中華まん”の概念を覆させられます。1個500円以上しますが、この大きさと満足感を考えると納得。私にとっては“ワンコインな贅沢”です♪　562円（税込）／維新號

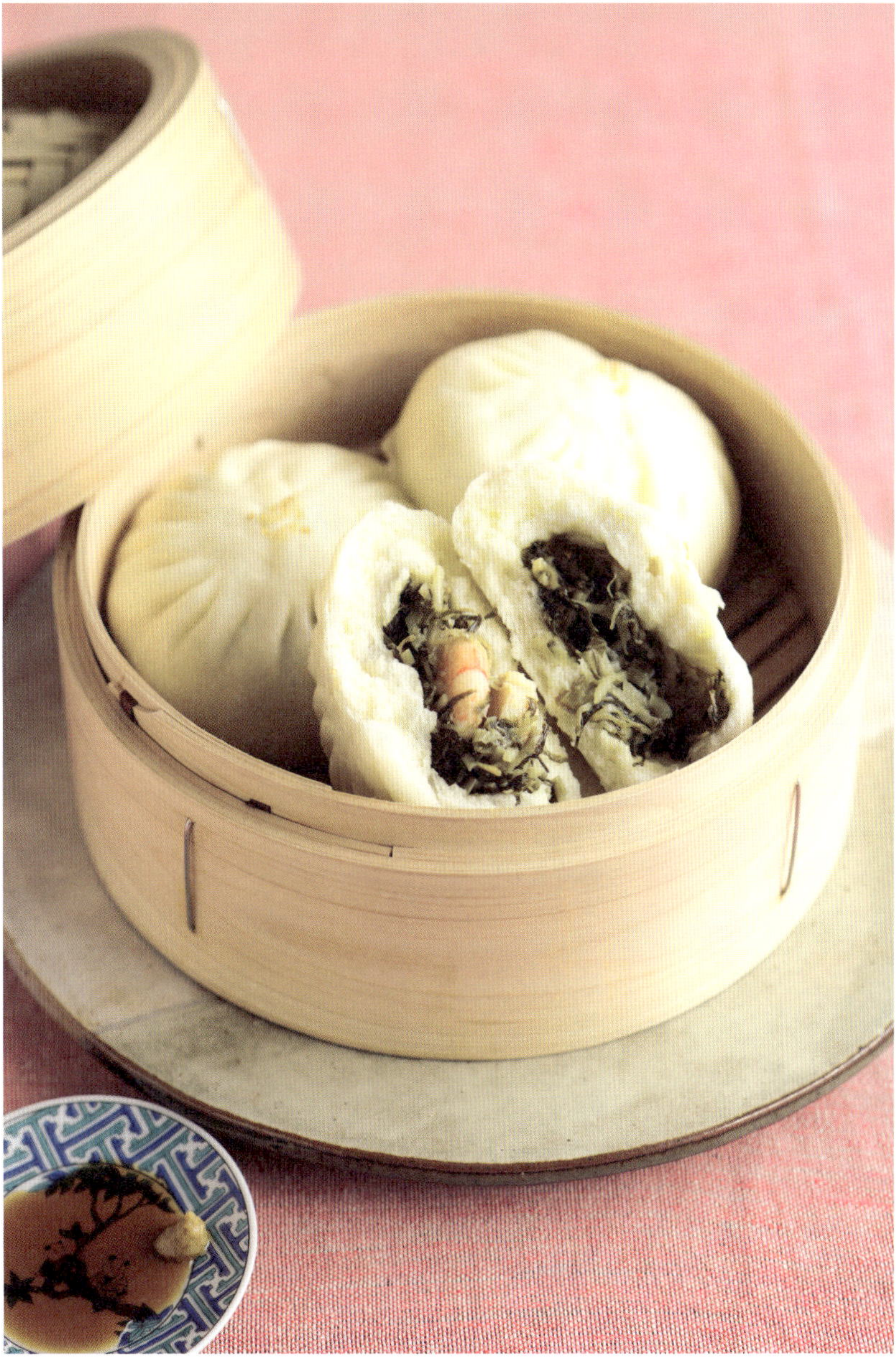

青魚の缶詰は
35歳以上の〝枯れ肌〟に効果あり!

いわしとさば。

安くておいしいだけじゃなく、美肌&健康成分もたっぷり入っています。

どちらにもEPAとDHAが含まれており、体内の血流を良くしてくれる効果が!

体内の血の巡りが良くなると肌の新陳代謝も高まり、目の下のクマやにきびなどの肌トラブルやくすみを撃退! 体のすみずみまで栄養素と水分がいきわたるため、美肌はもちろん、体全体が健康になるんですよ。

また、食事制限をしても、運動をしても、やせなくなる時期ってありますよね!?

そんなときは代謝が落ちている証拠!

青魚の血流をよくするパワーをぜひ注入してみてください。代謝が上がり、体内にたまった老廃物や脂肪を流しだし、やせやすい体にしてくれますよ。

ただ、青魚は買ったら、なるべくその日のうちに調理しないと臭みが出てしまう食材。そこが今の忙しい女性にとって、なかなか厄介なんですよね〜（涙）！

だから、私は缶詰を利用。旬のものを閉じ込めているので、有効な成分をベストな状態で体に届けることができるのがうれしい！

余計な調味がされていないものをなるべく選び、料理にも使えるようにしています。

Recipe **25**

サバの血液サラサラサラダの作り方

できるだけ薄くスライスした玉ねぎを水にさらして、辛味を取る。器に盛り、「サバのグリーンペッパー」（162ページ参照）をのせ、レモンとしょうゆをかけていただく。玉ねぎのパワーをプラスして、さらに血流アップを狙います♪

YUKA's COMMENT

アザができやすい、頭痛、肩こり、重い生理痛、唇の色が悪い……これらは血流の悪さが原因のことはほとんど。これらの症状が思い当たる人は、青魚を積極的に摂ってみて下さい。改善にひと役買ってくれるはずです♪

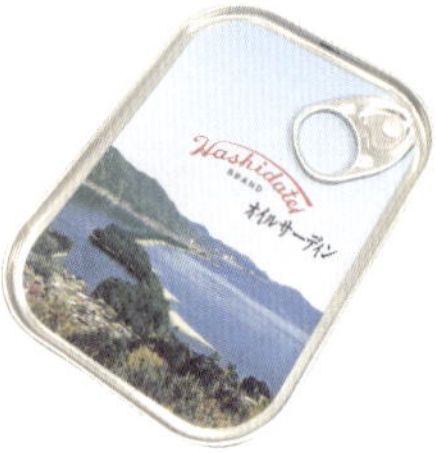

天橋立　オイルサーディン

料理家たちにも愛されている、絶品のオイルサーディン。"オイルサーディンの最高傑作"ともいわれています。塩漬けしたいわしをクセのない綿実油に漬け込んでおり、生臭さ一切なし！　食べればその身はふっくら！　缶ごと火にかけ、オイルがグツグツし始めたらおしょうゆをたらし、七味をぱらり！　日本酒にもぴったりの1品になりますよ。これを大量の白髪ねぎと一緒にごはんにのせたり、パスタにからめてもイケます。463円（税別）（105g）／竹中缶詰

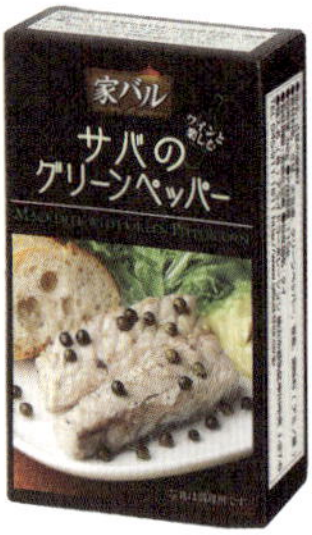

家バル
ワインと楽しむ　サバのグリーンペッパー

グリーンペッパーの辛味を効かせたサバのオイル漬け。サバの身がキュッと締まっていて、ホント、おいしいんです♪　そのまま食べてもおいしいですし、バゲットにのせたり、パスタにからめてもＯＫ！　300円（税別）（115g）／アライドコーポレーション

リスクのない〝本物の野菜ジュース〟で、健康を手に入れる！

手軽に野菜不足を解消できる、野菜ジュースはやはり便利です。でもスーパーマーケットに並ぶ、多くの野菜ジュースは、その原料の多くが外国産であるため、残留農薬のリスクがあったり、香料をはじめ多くの添加物が心配。それを知って以来、野菜ジュースこそきちんとしたものを選ぶようにしています。だって、健康のために飲むはずが、逆に不健康になっては元も子もありません！

ミリオンの国産緑黄色野菜ジュースは、開発までに2年かかったという〝執念の逸品〟。

野菜本来の栄養がいちばん凝縮されている皮まで丸ごと使って作られているから、〝野菜の良さ〟をそのまま摂れちゃうんです！　余計な調味や添加はされていないので、料理に使うことも可能。某有名ホテルのシェフも料理の材料として使っているほど！

　私もこのジュースを使って、よくスープやパスタソースを作ります。

　そして、何よりも私が〝母〟としてうれしいのは、放射能検査もきちんとしてくれていること。だから、子どもたちにも安心して飲ませられるんです。

　ジュースと言っても、ピューレ状なので、かなりの濃厚さ！　満足度も他の野菜ジュースとは比べものになりません。

　朝、飲むのはもちろん、夜、おなかが空いてどうしようもないときにも飲むと、おなかが満たされて心がほっ！　翌日の体重に響いたりもしません。

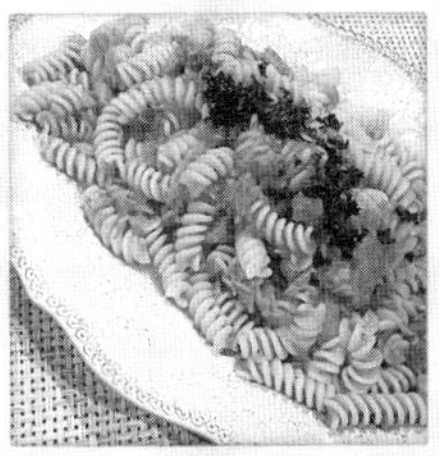

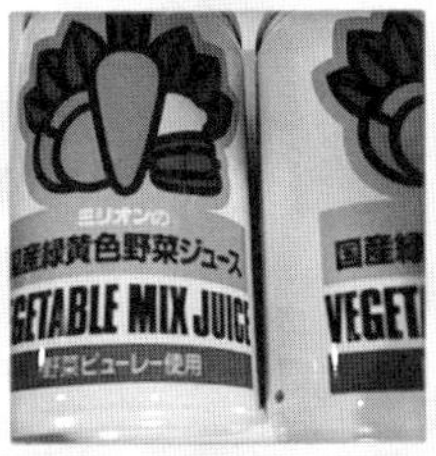

ミリオンの国産緑黄色野菜ジュース

野菜は、“旬”のときがいちばん栄養があるもの。この野菜ジュースは、ただ国産野菜を使うのではなく、さらに旬のものだけを採用するというこだわりぶり。ひと口飲めば、そのピュアなおいしさに驚くはずです。
7.500円（税別）（160g ×30本）／ミリオン

美肌に欠かせない〝いい排泄〟をグラノーラでコントロール！

数年前から、日本は空前のグラノーラブームですね！

私も大好き！　美人効果や排出パワーはもちろんのこと、フルーツをたっぷりのせたビジュアルは、目からも満足感を与えてくれます。

グラノーラとはオーツ麦などの穀物を焼いたシリアルのこと。

オーツ麦は、玄米の約3倍も食物繊維が含まれているほか、カルシウムや鉄分なども豊富。欧米では、昔から健康食品として愛されてきたんですね♪

このオーツ麦の食物繊維は、便秘解消に効果があるのはもちろんのこと、豊富に含まれる不溶性食物繊維が水分を吸って何倍にも膨れあがり、腹持ちを良くしてくれるんですよ！　だから、ダイエット中の人なら、スナック菓子ではなく、グラノーラをつまむのがおすすめ。とはいえ、50グラムで200kcalと意外に高カロリーなので、食べすぎには要注意ですよ！

グラノーラの良さは、実はその〝食べ方〟にあるともいわれています。考えてみたら、ごはん（とくに新米）のように、単品でどんどんイケてしまうおいしさでは正直ないですよね（笑）。

そのため、フルーツ（フレッシュでもドライでも）やナッツを混ぜたりのせたり、ヨーグルトや牛乳をかけて食べますが、結果的に、栄養豊富なオーツ麦に、ビタミンC、ポリフェノール、ベータカロテン、鉄分が加えられ、〝完全美容食〟になっているわけです。

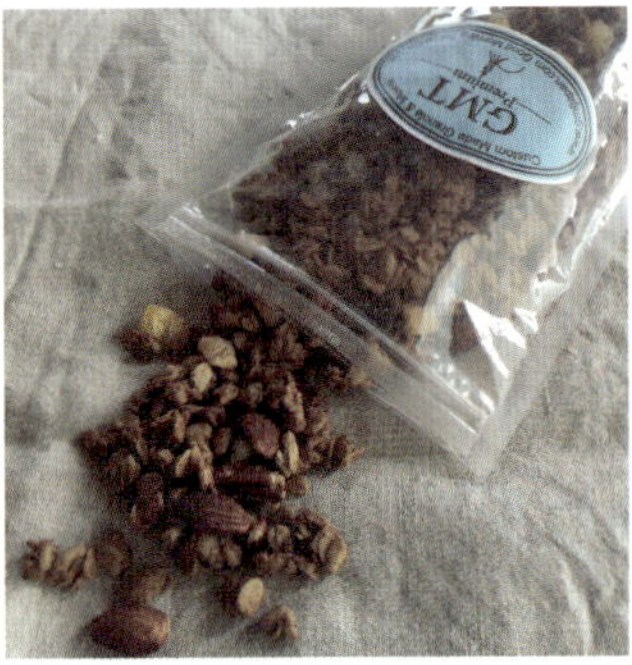

シナモンアップルグラノーラ

GMT グラノーラは、シリアル1粒1粒にシナモンパウダーがまんべんなく&たっぷりかかっており、絶品！　シナモンには、胃の働きを高めたり、血行促進&水分代謝をよくする働きがありますから、まさに朝食に食べるのにふさわしいスパイス。1,065円（税別）（270g）／グッド・モーニング・トーキョー

※目黒店／厨房直売価格は880円（税別）（270g）

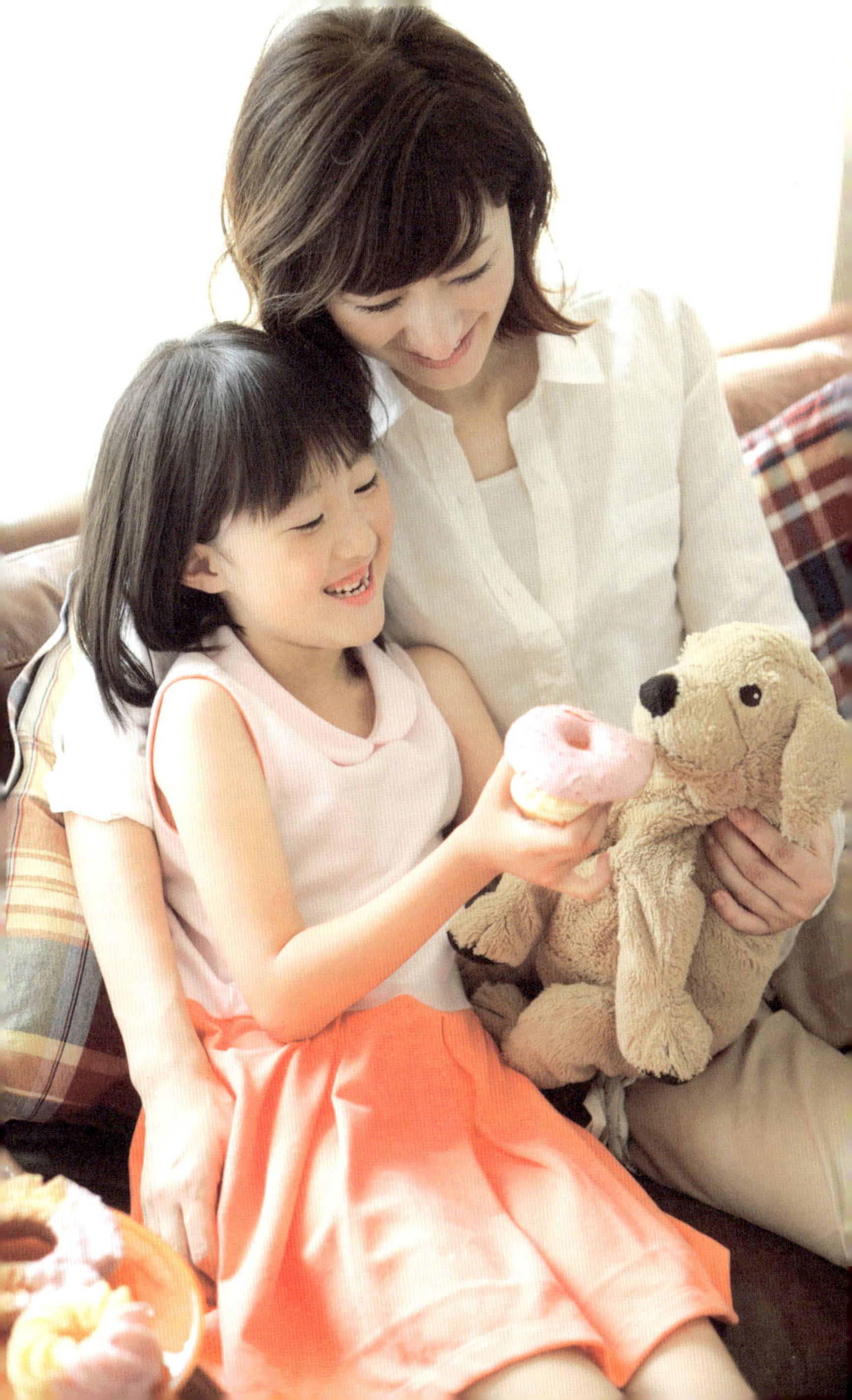

梅干し1日1個で、美肌と疲れ知らずに

「梅干し？　いやだ、ババくさ〜い！」ですって!?

とんでもありません！　今や、世界のランウェイを歩くモデルたちも積極的に食べている美容食です。

梅干しにはクエン酸が豊富に含まれており、エネルギーを無駄なく変換&余分な脂肪を作りません。また、血糖値の上昇を防げるので、梅干しを添えた日本古来の食事が、いかにヘルシーだったかがわかります♪

また、梅干しには老化を引き起こす活性酸素を抑える力があるんです。

現代社会は、ストレスや紫外線に取り囲まれていて、日々、体内では次々に活性酸素が生み出されています。だからこそ、1日1個の梅干しで、体内リセット！

「え!?　だったらもっと食べた方がきれいになれるのでは？」

いけません！　塩分が多いので、食べすぎはむくみをおこしますよ。

ほかにも梅干しには、鉄分の吸収を高める作用や便秘を解消する作用も。

そしてあのすっぱさに反応して出る唾液には、〝パロチン〟という若返りホルモンが含まれているといわれています。

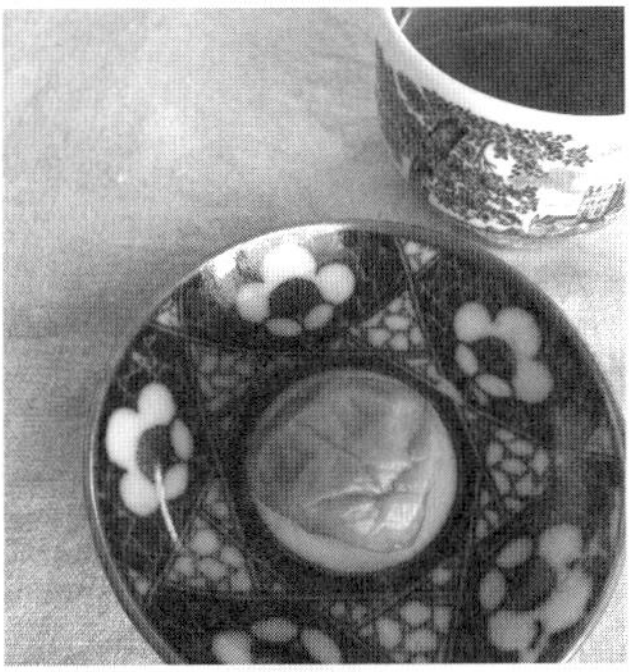

紀州南高梅はちみつ梅

実は、梅干しのすっぱさが苦手な私……。梅干しは、長年、避けてきた食品でした。でも、風鈴梅の“はちみつ梅”は、甘くてまろやか。ごはんの友というよりもお茶請けとしてぴったりで、ほうじ茶（88ページ）と一緒に、おやつに食べています。梅干し×ほうじ茶の組み合わせは、風邪予防の最強コンビと言われています。

COLUMN #4

翌朝には効果実感！　サムゲタン韓国パワーたっぷりの滋養スープ

大阪のコリアンタウン・鶴橋にある「眞味《シンミ》食品」。

ここは、もう何年も自分の体調に合ったオリジナルサプリを作ってもらっている「赤玉漢方薬局」の方に教えていただいた、日本に本格的家庭用サムゲタンを浸透させたお店です。

サムゲタンとは栄養価が高く、美容食、滋養食として有名な韓国の薬膳スープ料理。もち米、高麗人参、なつめ、にんにくなど、〝漢方〟としても使われる食材をひな鳥の中に詰め、時間をかけて煮込んだ、まさに〝食べる漢方〟！

今まで、いくつかサムゲタンを食べてきましたが、「眞味食品」のものは、ダントツの美味しさです！　家で本場のサムゲタンをすごく簡単に作れます。

鶏肉は、箸がふれただけで崩れるような最高のやわらかさ！

スープは食べているだけで、唇が潤ってくる！　コラーゲンたっぷりの証拠です！
スープも一緒に冷凍された状態で届くので、鍋に入れて温めるだけ。
私は野菜も食べたいので、水菜などの葉野菜をプラスしています。
食べれば、軽く汗をかくくらい！　体が芯から温まるから、ぐっすりと眠れ、翌朝には
たまった疲れがしっかり取れているんです！
もちろん肌も、ハリツヤグレードアップ！
私は毎年、8月のお盆時と年末、1年の中でも疲れが激しいときに食べています♪

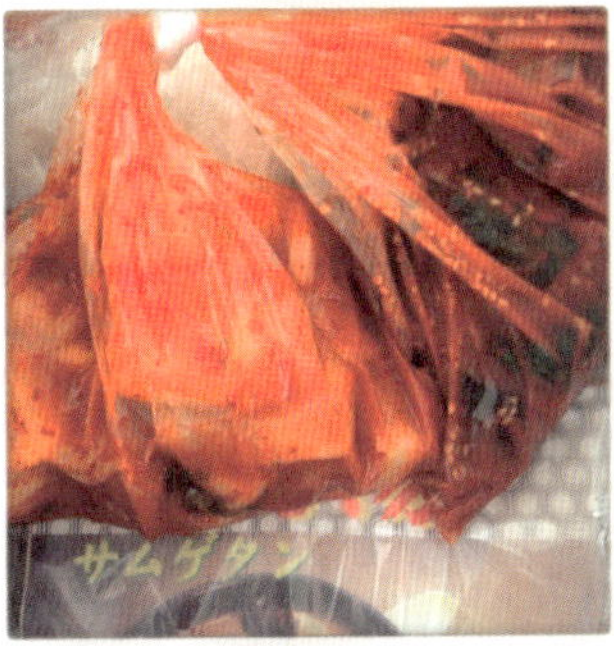

手作りのカクテキとキュウリのキムチも購入できます！

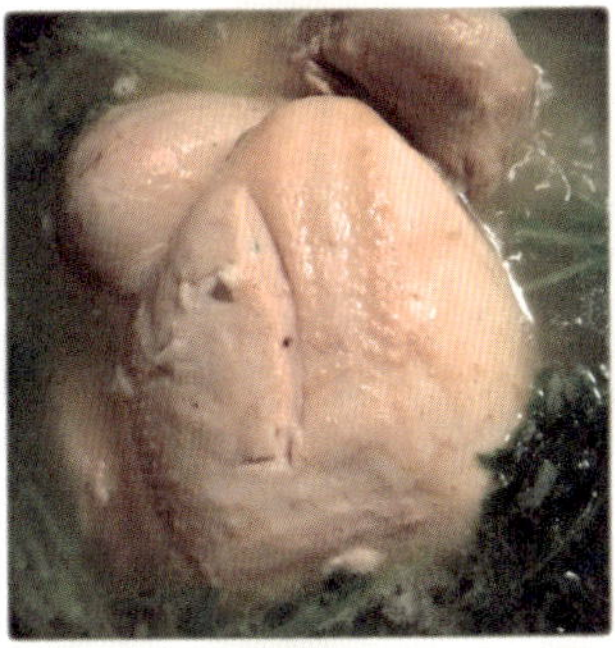

サムゲタン

心身ともに疲れたときに、体が求めるおいしさ！　滋養強壮、風邪予防、疲れた胃をも癒してくれる……。お店手作りのキムチを合わせて食べるのもおいしいですよ！　1,300円（2人前・1,500g）／眞味食品

おわりに

年を取るのが怖くて、若さにしがみついていた20代。

常に「若く見られたい！」と思っていて、年齢を聞かれることが怖くて……今思うと、〝年齢〟という数字にとらわれていた自分に、自分自身で笑ってしまいますが、そのときは本気でした。

あれから20年以上。

今、44歳ですが、心と体のバランスが整い、昔よりずっと元気です。

肌の調子も断然いい！

今回、6ページに載せた昔の写真をスタッフに見せたときも、「今の方が、きれい！　表情もやわらかい！」と言われ、ちょっとうれしくなってしまいました（笑）。

年を重ねることって、実はすごく楽しいんだ！と思えるようになったのも40歳を過ぎてから。

経験があるからストレスへの耐久性も若い頃よりずっとあるし、何に対しても切り替えがうまくなり、ほどよい〝ゆるさ〟も身についている……。

今、年を取ることがちっとも怖くありません！逆に楽しみにしているくらい。

だから「ゆかさん、おいくつ？」と聞かれても、まったく怖くないんです。

「いくつに見える？」という前置きなく、堂々と「44歳です！」と答えられる私がいます。

とはいえ、〝ここ〟にたどり着くまでには、紆余曲折がありました。

37歳のときに、下の娘を出産。

この産後からです。体力の衰え、今までにない肌の乾燥……「私、年をとったな」というサインが現実となって表面化してきました。

でも、人は誰でも年を取るもの。

今までとはちがう自分を労わり、受け入れながら、日々の〝食〟で、〝年相応のきれい〟をキープしていこうと誓いました。

こうなるとマニアックな追求が始まってしまう私(笑)。

あらゆる美容本や健康本を読み漁り、仕事で出会ったビューティークリニックの先生、料理家さんや栄養士さんにも根掘り葉掘り話を聞いてメモ！

その集大成が本書です。

私は〝普通の主婦で、お母さん〟。

時間もお金も〝できる範囲で〟やるのが、マエユカ式。

だからこそ、皆さんにも実践していただけるのではないかと思っています。

初めての書籍プロジェクトに愛をもって支え、励ましてくださった二見書房の千田麻利子さん。

この方が居なかったらこの本は成り立たなかったかも知れません。パワフルな勢いと発想豊かなライター児玉響子さん。

感性が素晴らしいフォトグラファー川しまゆうこさん。そして、いつもおなじみのヘアーメイク高梨舞ちゃん。

私を指導してくださった皆様に心より感謝です。

心を一つに、力が合わさり、全身全霊でこの本を発刊することが出来ました。

温めていたものが形になり、皆様のもとで育まれますよう。

毎日のお買い物が「美のヒント」になれば幸いです。

前田ゆか

第2章　美容効果は別腹!!　美を追加チャージする食材たち

097　あま酒／一ノ蔵／ http://www.ichinokura.co.jp/

105　まめきち／白州屋まめ吉／ http://www.h-mamekichi.co.jp/

108　Koso Collections ／ザ・デイ・スパ／ http://www.thedayspa.jp/

108　ごちそう酵素／ティーグラウンド／ http://gochisou-kouso.jp/

109　黒にんにく酵素スティック／ドクターシーラボ／ http://www.ci-labo.com/

116　ビューティーバー／ブラウンライス／ http://www.nealsyard.co.jp/brownrice/

119　オーガニック・エキストラ・バージイン・ココナッツオイル／サンフード スーパーフーズ／ http://sunfoodsuperfoods.jp/

121　国産 生ローヤルゼリー／下鳥養蜂園／ http://www.shimotori.co.jp/

123　カロリミット茶／ファンケル／ http://www.fancl.co.jp/

128　マヌカハニー UMF5／コンビタ メディビー／ http://comvita-jpn.com/

130　オーガニック チアシード／サンフード スーパーフーズ／ http://sunfoodsuperfoods.jp/

133　ヤクルト400／ヤクルト本社／ http://www.yakult.co.jp/

133　生きて腸まで届く乳酸菌入り のむプレーンヨーグルト／セブン&アイ・ホールディングス／ http://7premium.jp/

137　アーモンド効果／グリコ／ http://www.glico.co.jp/

第3章　お手軽&手抜きフードも、美容効果を忘れずに!

150　酒肴逸品 つぶ貝燻製／なとり／ http://www.natori.co.jp/

153　麺許皆伝 みそ味・しお味／ヤクルト本社／ http://www.yakult.co.jp/

154　風雅巻き／風雅／ https://www.fugamaki.com/

154　黒糖いりこ／珍味 古じょう庵／ http://shop.kojouan.com/

155　ジェルブレ／大塚製薬／ http://www.otsuka.co.jp/

158　サイパオ／維新號／ http://www.ishingo.co.jp/

162　家バル ワインと楽しむ サバのグリーンペッパー／アライドコーポレーション／ http://allied-thai.co.jp/

163　ミリオンの国産緑黄色野菜ジュース／ミリオン／ http://www.millionpower.co.jp/

165　シナモンアップルグラノーラ／グッド・モーニング・トーキョー／ http://www.gmtjapan.com/

171　サムゲタン／眞味食品／ http://shinmisyokuhin.com/

※2015年6月中旬現在の情報です

ショップリスト

第1章　「美しさ」のために、日ごろから食べるように心がけている食材

015　殻付きアーモンド／デルタインターナショナル／ http://www.delta-i.co.jp/
015　パクチードレッシング／アライドコーポレーション／ http://allied-thai.co.jp/
017　コールドプレスジュース パワーチャージ／ジョンマスターオーガニック トーキョー／ http://johnmasters.tokyo/
019　熟トマト／伊藤園／ http://www.itoen.co.jp/
030　コーサドルチェ／西友／ http://www.seiyu.co.jp/
030　バルディビエソ／モトックス／ https://www.mottox.co.jp/
030　レッドウッド スーパークリング／カルディ・コーヒー・ファーム／ http://www.kaldi.co.jp/
030　コノスル シャルドネ ヴァラエタル／西友／ http://www.seiyu.co.jp/
031　ラ・プール・ブランシュ／マルカイコーポレーション ワイン課／ http://www.marukai.co.jp/
031　ムートン・カデ・ルージュ／エノテカ／ http://www.enoteca.co.jp/
031　ウッドブリッジ カベルネソーヴィニヨン／メルシャン／ http://www.kirin.co.jp/products/wine/
037　パンプキンシード／正栄食品／ http://www.shoeifoods.co.jp/
046　有機すりごま白／カタギ食品／ http://www.katagi-goma.com
050　三河産大豆 八丁味噌 銀袋／八丁味噌（カクキュー）／ http://www.kakukyu.jp/
053　和食のもと／九州フードサービス／ http://www.yasai-oukoku.com/
055　元祖／十割そば／東京かじの／ http://www.tokyo-kajino.co.jp/
058　明治プロビオヨーグルト R-1 ブルーベリー 脂肪0／明治／ http://www.meiji.co.jp/
058　濃密ギリシャヨーグルト パルテノ プレーン／森永乳業／ http://partheno-gy.jp/
065　フルッタアサイー／ビューティ、グリーン／フルッタフルッタ／ https://www.frutafruta.com/
067　いつでも新鮮／しぼりたて生しょうゆ／キッコーマン／ http://www.kikkoman.co.jp/
069　くめ納豆・丹精／ミツカン／ http://www.mizkan.co.jp/
071　無添加 プルーンゼリー つぶ入り／光陽製菓／ http://www.koyoseika.co.jp/
074　ダウロ・アウボカーサ エキストラ・ヴァージン・オリーブオイル／&BECODA／ http://www.becoda.jp
074　金ごま油／山田製油／ http://www.henko.co.jp/
077　自然栽培米／石山農産／ http://ishiyamanosan.orz.ne.jp/
081　千鳥酢／村山造酢／ http://chidorisu.co.jp/

前田ゆか

1970年生まれ。熊本県熊本市出身。

18歳で上京し、モデルを始める。

「CanCam」(小学館)「with」(講談社)「CLASSY.」「VERY」(ともに光文社)などファッションをメインに活動した後、結婚・産休を経て、現在は「美ST」「STORY」(ともに光文社)をはじめ、美と健康の知識を生かして、TVやトークショーなどで幅広く活躍中。

プライベートでは12歳の息子と7歳の娘を持つ母。

仕事と主婦業をこなしつつ、40歳からマラソンを始め、フルマラソン大会を幾度も完走し自己ベストを更新中。そのほかネイルアーティスト、温泉ソムリエ、WSET(ダブリューセット)レベル1の資格を取得、ニールズヤード・フラワーエッセンス基礎クラスを卒業するなど、そのアクティブで前向きな姿勢が同世代の女性から支持を得ている。

前田ゆかオフィシャルブログ「Maeda Yuka Beauty Diary」
http://ameblo.jp/yuka-mae/

スーパーで毎日《まいにち》買《か》う食材《しょくざい》だけで美人《びじん》になる!

著者 前田《まえだ》ゆか

発行所 株式会社二見書房
東京都千代田区三崎町 2-18-11
電話 03(3515)2311[営業]
03(3515)2313[編集]
振替 00170-4-2639

企画・編集・執筆 児玉響子

撮影 川しまゆうこ
Cover、p2、p18、p22、p34、p43、p47、p62、p63、p75、p78、p79、p98、p99、p110、p111、p127、p138、p139、p151、p159、p167

デザイン ヤマシタタツトム

協力 株式会社スペースクラフト

撮影協力 フォーシーズン

印刷・製本 図書印刷株式会社

落丁・乱丁本はお取り替えいたします。定価は、カバーに表示してあります。

ISBN978-4-576-15095-6
http://www.futami.co.jp/